Dr. Malte Rubach

Gesund mit

Kaffee

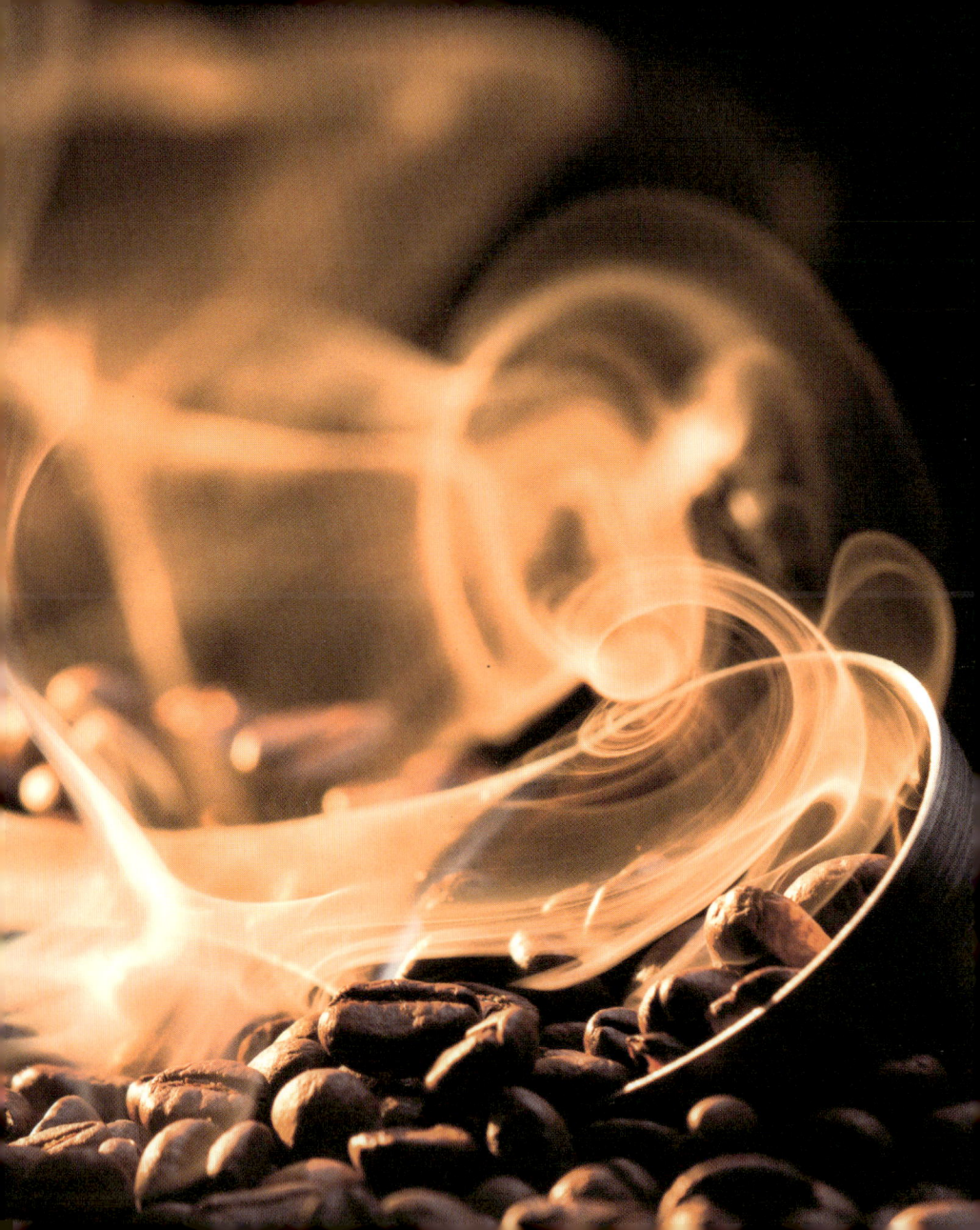

Dr. Malte Rubach

Gesund mit
Kaffee

- Belebend und vorbeugend
- Mythen und Fakten
- Mit Anwendungen und Rezepten

HERBiG | Hausapotheke

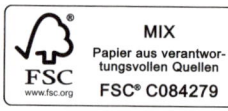

MIX
Papier aus verantwortungsvollen Quellen
FSC® C084279
FSC
www.fsc.org

Besuchen Sie uns im Internet unter:
www.herbig-verlag.de

© 2015 by F. A. Herbig Verlagsbuchhandlung GmbH, München
Alle Rechte vorbehalten
Umschlaggestaltung: Wolfgang Heinzel
Coverfoto: Shutterstock
Satz: Buch-Werkstatt GmbH, Bad Aibling
Gesetzt aus der 9,5/13,5 Utopia
Druck und Binden: Finidr s.r.o.
Printed in EU
ISBN: 978-3-7766-2761-9

Inhalt

Vorwort

Die ganze Welt trinkt Kaffee. Besonders wegen seiner belebenden Wirkung und des einzigartigen Geschmacks konnte er sich ausgehend von seinen Ursprüngen in Ostafrika bis nach Europa, Nord- und Südamerika und schließlich den Rest der Welt verbreiten. Heutzutage existieren zahlreiche Arten der Zubereitung, teilweise traditionell und teilweise durch raffinierte Maschinen, die eine gleichbleibende Qualität garantieren.

Doch die Welt des Kaffees hat noch viel mehr zu bieten als den täglichen Coffee to go oder den Filterkaffee am Frühstückstisch. Schon früh begannen einzelne Kaffeekulturen ihre eigenen Zubereitungsvarianten zu entwickeln, wie zum Beispiel die Wiener Kaffeehauskultur oder die italienischen Baristas. Durch Weltreiche, Eroberungskriege und Handelsrouten hat sich der Kaffee seinen Weg durch die Welt gebahnt. Die Vermischung und Anpassung verschiedener Zubereitungsarten an lokale Vorlieben hat zu einer großen Anzahl von Variationen geführt, die sich meist durch ein kleines, aber entscheidendes Detail voneinander unterscheiden.

Neben dieser Genusskultur bietet die Kaffeepflanze einen wahren Cocktail an Inhaltsstoffen, der inzwischen auch immer besser erforscht wird. Koffein gilt als eine der bestuntersuchten Substanzen in der Pharmakologie überhaupt. So wundert es nicht, dass es inzwischen auch in anderen Lebensmitteln und sogar Kosmetik Verwendung findet. Doch auch über die Auswirkungen des Kaffeekonsums auf die Gesundheit gibt es inzwischen Interessantes zu berichten. Durch die unglaubliche Vielfalt von Inhaltsstoffen, die während des Röstens entstehen, und die schon in der rohen Bohne enthaltenen Antioxidantien sind inzwischen positive Wirkungen auf viele Organe des Menschen bekannt. Studien belegen, dass Kaffeekonsum nicht nur einen leberschützenden Effekt hat, sondern auch auf bestimmte Erkrankungen des Nervensystems positiv wirkt. Dieses Buch soll Ihnen Wissenswertes rund um Kaffee und seine Wirkungen einfach erklären. Vor allem aber, wie man ihn schmackhaft zubereiten kann. Viel Spaß und Genuss wünscht Ihnen

Matte Rubach

Kaffee, Getränk der 1000 Facetten

Kaffee oder besser gesagt Kaffeegetränke sind wohl eines der Genussmittel, um die sich die meisten Mythen ranken. Natürlich ist die belebende Wirkung stets im Mittelpunkt der Thematik, doch Kaffee bietet weitaus mehr als das, wie Forschungsergebnisse der letzten Jahrzehnte und vor allem der letzten Jahre zeigen.

Die Beliebtheit bei den Konsumenten ist ungebrochen. 2013 lag der Konsum pro Kopf in Deutschland bei 7,29 Kilogramm Rohkaffee, zum Vergleich waren es 1960 noch 3,5 und 2010 noch 6,4 Kilogramm pro Kopf. Ist die rohe, ungeröstete und unverarbeitete Bohne noch relativ unscheinbar, entstehen durch den Röstvorgang – neben dem unvergleichlichen Geschmack – auch eine Vielzahl von weiteren Inhaltsstoffen. Diese Inhaltsstoffe sind es, die dem Kaffee mehr als nur eine belebende Wirkung verleihen. Doch woher stammen die zahlreichen Erzählungen über den Kaffee, und wie kam er nach Europa? Wie sieht der Weg der Bohne von der Plantage bis zum Becher aus und was hat sich am Ende im Vergleich zum Startpunkt verändert? Diese Fragen werden auf den folgenden Seiten behandelt und führen in das Thema »Gesund mit Kaffee« ein.

Wer die Vergangenheit kennt,
hat eine Zukunft.
Alexander von Humboldt

Geschichte des Kaffees

Der Überlieferung nach hat die Kaffeepflanze ihren Ursprung in Äthiopien und den tropischen Regionen Afrikas. Erste Datierungen weisen auf die Zeit zwischen 600–800 n. Chr. Bei den heute gehandelten Sorten handelt es sich meistens um Arabica-Bohnen oder Robusta-Bohnen, zu Latein *Coffea arabica* und *Coffea robusta.*

Der Beobachtung eines Ziegenhirten ist es zu verdanken, dass die belebende Wirkung der Kaffeebohnen entdeckt wurde. Als seine Ziegen nach dem Verzehr der roten Früchte plötzlich überaus aktiv waren, brachte der Hirte die Kirschen zu einem nahe gelegenen Kloster, und bald darauf verwendeten die Mönche diese, um sich während ihrer lang andauernden Gebetsstunden wach zu halten.

Wie viele andere Lebens- und Genussmittel, die uns heute gut bekannt sind, nahm also auch die Erfolgsgeschichte der Kaffeebohne aus den weitverzweigten Klöstern ihren Lauf in die restliche Welt. Nach dieser Zeit, zwischen 1000 n. Chr., waren es arabische Händler, die die Zubereitung von Kaffeegetränken durch Rösten, Mahlen und Aufbrühen verfeinerten. Auch erste Cafés entstanden zu dieser Zeit.

Seinen Weg nach Europa und Nordamerika fand der Kaffee nach der Entdeckung der Seewege um 1600. Über die ländlichen Handelsrouten hatte er es auch schon in den Nahen Osten und bis nach Konstantinopel geschafft. In Europa startete das schmackhafte Getränk seinen Siegeszug von Venedig, London, Paris, Wien und Berlin aus.

In Wien kultivierte sich um 1675 die Angewohnheit, den Kaffee zu süßen und mit einem Schuss Milch zu veredeln. Letzen Endes waren es dann um 1700 aber französische und britische Kolonialherren, die die Kaffeepflanze nach Süd- und Mittelamerika einführten, wo sie ideale Anbaubedingungen vorfanden und wo daher bis heute die Hauptanbaugebiete der weltweiten Kaffeeproduktion zu finden sind. Ab 1727 wurde dementsprechend auch in Brasilien der Kaffeeanbau zu Handelszwecken betrieben.

Mit dem Fortschritt der naturwissenschaftlichen und medizinischen Kenntnisse wurden bereits kurz nach 1900 in Wasser lösliche Kaffees wie auch der erste entkoffeinierte Kaffee in Deutschland entwickelt. Mit der ersten Espresso-Maschine 1927 in Italien wurde nun auch Kundschaft angesprochen, die dem üblichen Filterkaffee entsagte, aber durchaus für technische Neuerungen und die Kaffeehauskultur zu begeistern war. Mit dem ersten Cappuccino 1945 hielt eine weitere Spielart der Zubereitung Einzug in die Kaffeewelt, natürlich ebenfalls in Italien.

Ab 1958 konnten die ersten elektrischen Kaffeemaschinen für den Eigengebrauch erworben werden, sodass man auch zu Hause auf die dann altmodisch erscheinenden Aufgussverfahren verzichten konnte. Ein wahrer Kaffeeboom ereilte Nordamerika ab 1990 und anschließend die gesamte Welt mit der Eröffnung von »Coffee Shops«, die mit ihrer Wohnzimmer-Atmosphäre vor allem Studenten und jüngere Menschen ansprachen. In den 2000er-Jahren waren es dann die einzeln verpackten Pads und Kapseln in verschieden aromatisierten Varianten, die kaum Wünsche nach noch mehr personalisiertem Kaffeegenuss offen ließen.

So überrascht es nicht, dass es heute insbesondere die Europäer und Nordamerikaner sind, die beim Kaffeekonsum weit vorne liegen, während Südamerika, Indonesien und Vietnam die Hauptexporteure für die vorrangig nachgefragten Provenienzen Arabica und Robusta sind. So weit der Weg des

2 Ein vertrauter Anblick heutzutage –
professionelle Kaffeemaschinen
bieten vielseitige Zubereitungsmöglichkeiten.

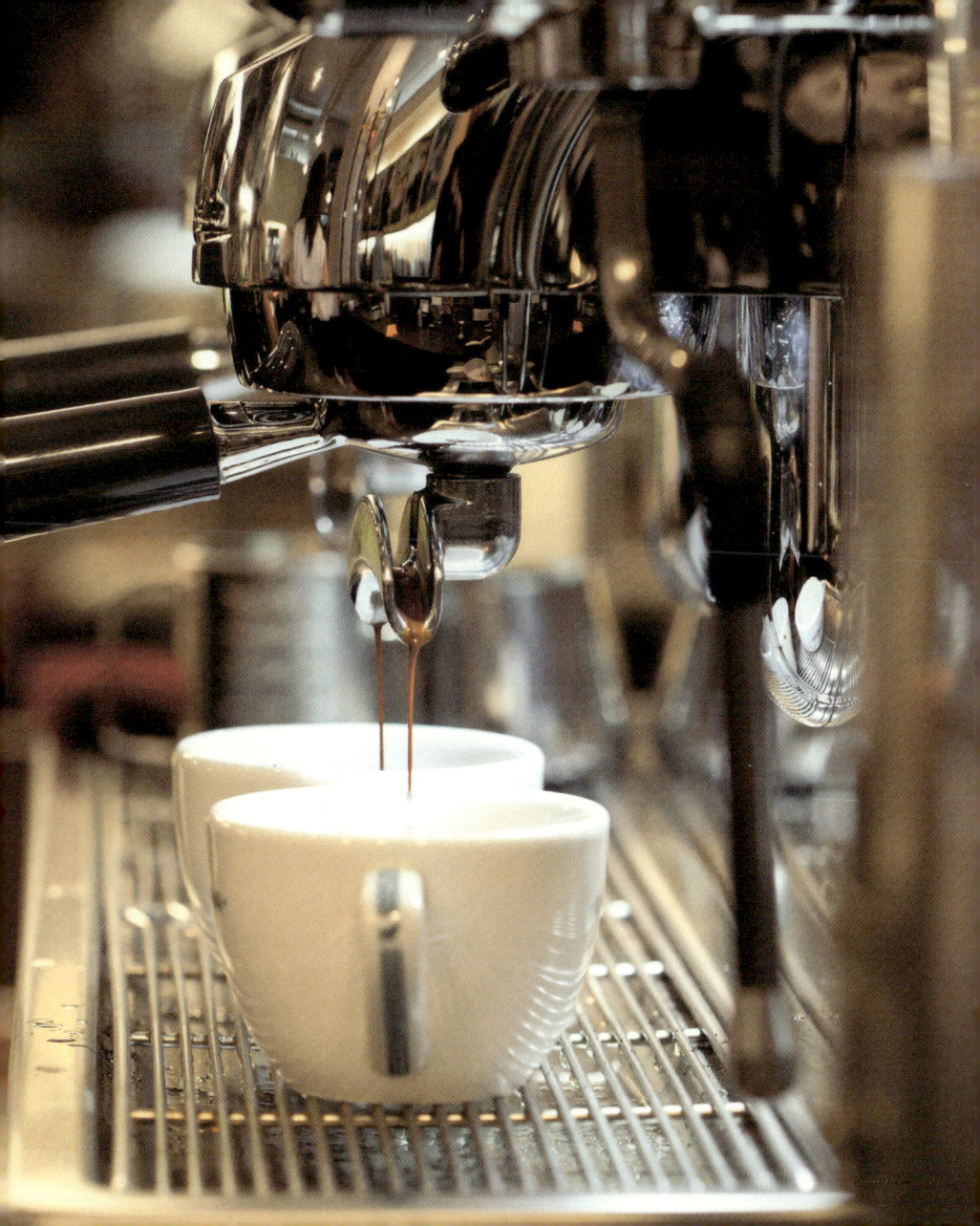

Kaffees war, so vielfältig sind die entstandenen Spielarten und beschriebenen Wirkungen. Die folgenden Kapitel befassen sich daher zunächst mit den Besonderheiten der Kaffeepflanze und deren Inhaltsstoffen.

Die Kaffeepflanze

Wie bereits zuvor erwähnt, sind heutzutage vorranging zwei Kaffeearten von Bedeutung: Arabica und Robusta. Die Arabica-Bohnen decken dabei 59, die Robusta-Bohnen 41 Prozent der weltweiten Erntemenge ab. Neben diesen beiden Varianten existieren weitere Arten (insgesamt 60 Stück), wie zum Beispiel Coffea liberica, die ihren Ursprung jedoch in einer der vorgenannten Kaffeepflanzen haben. Schauen wir uns an, was es mit den beiden Pflanzen auf sich hat.

Coffea arabica

Der Ursprung des Arabica-Kaffees liegt in Äthiopien. Er gehört zur Pflanzengattung Coffea, welche wiederum zur Pflanzenfamilie Rubiaceae (Rötegewächse) gehört. Schon in seiner Genetik unterscheidet er sich deutlich vom Robusta-Kaffee: Mit 44 Chromosomen verfügt er über die doppelte Anzahl von Erbgutinformationen.

Die Wachstumshöhe der Kaffeepflanze beträgt 6 bis 8 Meter, sie wird zur leichteren Pflege und Ernte aber in der Anbaupraxis kürzer gehalten. Gerade die Arabica-Kaffeepflanze hat eine höhere Anfälligkeit gegenüber bestimmten Pflanzenkrankheiten. Dazu zählen der Kaffeerost, die Koleroga sowie der

Befall mit bestimmten Würmern. Eine Resistenz besteht hingegen gegenüber der Tracheomykose, einer Pilzerkrankung der Pflanze.

Das optimale Anbaugebiet befindet sich rund um den Äquator, zwischen dem 23. Grad nördlicher und dem 25. Grad südlicher Breite, dem sogenannten »Kaffeegürtel«, und in einer Höhe von 1000 bis 2000 Metern. In dieser Höhe finden sich nämlich die benötigten Niederschlagsmengen von 1500 bis 2000 Millimetern im Jahr, wenn die regenschwangeren Wolken in den bergigen Regionen abregnen. Auch die optimale Jahresdurchschnittstemperatur zwischen 15 bis 24 Grad Celsius ist in höheren Lagen trotz äquatorialen Klimas gewährleistet, während die Luftfeuchtigkeit hoch ist.

Die Kaffeepflanze ist ein Selbstbestäuber, was ihren Anbau weiterhin erleichtert. Von der Blüte bis zur Reife vergehen ca. 9 Monate, dann sind die roten, kirschartigen Früchte erntefähig. Die Erntephase kann sich über einen Zeitraum von ca. 4 Monaten erstrecken, da nicht immer alle Kaffeepflanzen zu exakt derselben Zeit zur Reife kommen. Charakteristisch für Arabica-Kaffeepflanzen ist die gleichmäßige Verteilung der Früchte an den einzelnen Zweigen. Der Ertrag pro Hektar liegt zwischen 500 bis 3000 Kilogramm und somit unter dem von Robusta-Kaffeepflanzen. Botanisch betrachtet handelt es sich bei der später zur Röstung verwendeten Bohne um den Samen der Kaffeekirsche, derer sie in der Regel zwei enthält. Die Bohne ist länglich-oval mit einem geschwungenen Spalt auf der Bohnenunterseite. Erst durch das spätere Rösten erhält sie ihre charakteristische kaffeebraune Farbe. Der Koffeinanteil in der Bohne beträgt ca. 0,8 bis 1,4 Prozent und ist deutlich niedriger als in Robusta-Kaffeebohnen. Der Gehalt an weiteren wichtigen Inhaltsstoffen wie Kaffeeölen (16 Prozent) und den antioxidativ wirksamen Chlorogensäuren (6,5 Prozent) ist vergleichbar mit Robusta-Kaffeebohnen.

Coffea robusta

Der Robusta-Kaffee stammt nicht wie der Arabica-Kaffee aus Äthiopien, sondern hat seinen Ursprung im Kongo. Dennoch gehört er selbstverständlich zur Pflanzengattung Coffea und zur Pflanzenfamilie Rubiaceae (Rötegewächse), wie auch der Arabica-Kaffee.

Anhand des um die Hälfte reduzierten Chromosomensatzes (22 Chromosomen anstatt 44) grenzt sich die Robusta-Kaffeepflanze deutlich von seinem äthiopischen Pendant ab. Das ist auch schon äußerlich sichtbar, denn mit einer Wachstumshöhe von 8 bis 15 Metern wird sie deutlich höher als Arabica-Kaffeepflanzen. Zum Zweck der einfacheren Handhabe werden aber auch die Robusta-Kaffeepflanzen gekürzt.

Nun kommt ein weiterer Vorteil der Robustapflanze zum Tragen: Wie der Name es schon verspricht, zeigt sie sich deutlich widerstandsfähiger gegenüber Krankheiten wie Kaffeerost, Koleroga oder auch Nematoden. Jedoch ist sie anfällig gegenüber einer Pilzerkrankung, der Tracheomykose.

Damit ergeben sich auch die bevorzugten Anbaugebiete, die sich zwischen dem 10. Breitengrad nördlich und südlich des Äquators befinden, jedoch in geringerer Höhe als die Arabica-Kaffeepflanze, nämlich 0 bis 700 Meter über dem Meeresspiegel. Die Robusta-Kaffeepflanze benötigt deutlich größere Mengen Wasser und wächst optimal bei einer Jahresniederschlagsmenge zwischen 2000 und 3000 Millimeter. Allerdings hält sie höhere Temperaturen aus als die Arabica-Kaffeepflanze. 24–30 Grad Celsius sind für sie kein Problem.

Ein weiterer gravierender Unterschied ist die Befruchtungsform. Die Robusta-Kaffeepflanze ist ein Fremdbestäuber und somit auf die Unterstützung

3 Kaffeeplantagen benötigen die richtigen Umgebungsbedingungen, damit die Bohnen gut gedeihen.

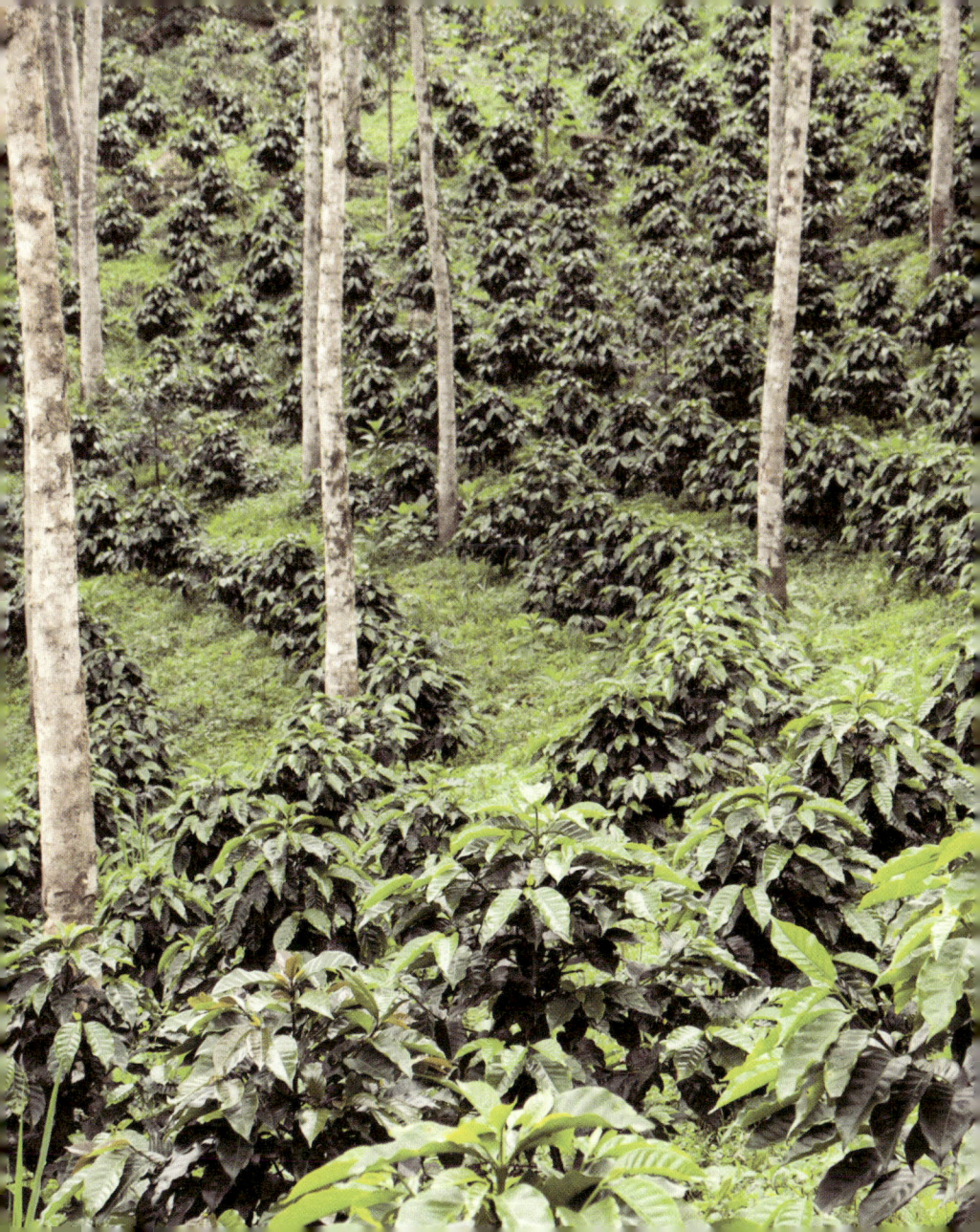

von Insekten, Wind und anderen Helfern angewiesen. Für die Zeit von der Blüte bis zur Reife vergehen 10 bis 11 Monate, was 1 bis 2 Monate länger ist als bei der Arabica-Kaffeepflanze. Die Erntephase dauert ca. 6 Monate an und der Ertrag pro Hektar liegt mit 2300 bis 4000 Kilogramm über dem der Arabica-Kaffeepflanzen.

An den Zweigen der Robusta-Kaffeepflanze wachsen die reifen Früchte inselartig in Gruppen, was sie klar von der Arabica-Kaffeepflanze unterscheidet. Die Form der Kaffeebohne ist eher rundlich und mit einem geraden Spalt auf der Bohnenunterseite. Man kann sagen, dass die Robusta-Kaffeebohnen widerstandsfähiger, ertragreicher und koffeinhaltiger als Arabica-Kaffeebohnen sind. Die Rohkaffeebohne ist aber im Vergleich kleiner, rund und bräunlich mit breitem Schlitz. Geröstet zeigt sie eine hellere Röstfarbe als Arabica-Kaffeebohnen.

Der Koffeinanteil in der Bohne liegt bei 1,7 bis 4,0 Prozent und der Gehalt von Kaffeeölen in der Kaffeebohne bei 10 Prozent (weniger als in Arabica-Kaffeebohnen). Der Gehalt von Chlorogensäuren in der Robusta-Kaffeebohne ist mit 10 Prozent über dem der Arabica-Kaffeebohne.

Wie beschrieben liegt die Weltproduktion von Arabica-Kaffee mit 59 Prozent über der von Robusta-Kaffee. Doch finden sich heutzutage auch vielfach Mischungen beider Sorten auf dem Markt wieder, da sich beide Bohnen mit ihren Inhaltsstoffprofilen hervorragend ergänzen können. Dazu nun mehr auf den folgenden Seiten.

Von der Kirsche bis zum Kaffee

Wie die Geschichte des Kaffees bereits zeigt, ist es ein langer Weg vom Anbau der Kaffeepflanzen über die Ernte und Aufbereitung bis hin zur Verbringung zur Rösterei. Dort ist es dann dem Handwerk der Röstmeister überlassen, die gewünschte Qualität durch genaue Prozessführung und permanente sensorische Überprüfung des Produktes zu garantieren. Wenn man die produzierten Mengen und den gehandelten Wert des Kaffees betrachtet, ist er eines der wertvollsten Handelsgüter der Welt, direkt an zweiter Stelle hinter dem Rohöl. Es lohnt sich also, einen Blick auf den Weg von der Kirsche bis zum Kaffee zu werfen. Auch die Besonderheiten bei der Herstellung entkoffeinierter Kaffees sowie Instantkaffees werden kurz erläutert.

Die Ernte

Es bieten sich zwei Varianten an: Die »Stripping-Methode« und die »Picking-Methode«. Bei der ersteren werden die Kirschen vom Zweig mit der Hand abgestreift. Diese bietet sich vor allem bei den gänzlich mit Kaffeekirschen besetzten Arabica-Kaffeepflanzen an. Bei der »Picking-Methode« werden die Kirschen per Hand gezielt gepflückt, was sich wiederum bei den Robusta-Kaffeepflanzen als Methode der Wahl erwiesen hat. Diese Methode garantiert auch, dass nur die wirklich reifen Kirschen gepflückt werden und damit eine hochwertige Auslese getroffen wird.

Allerdings kommt man generell nicht an der »Handarbeit« vorbei, um beste Qualität zu garantieren, da eine maschinelle Ernte den unterschiedlichen Reifungsstand nicht berücksichtigen würde. Nach maschineller Ernte könn-

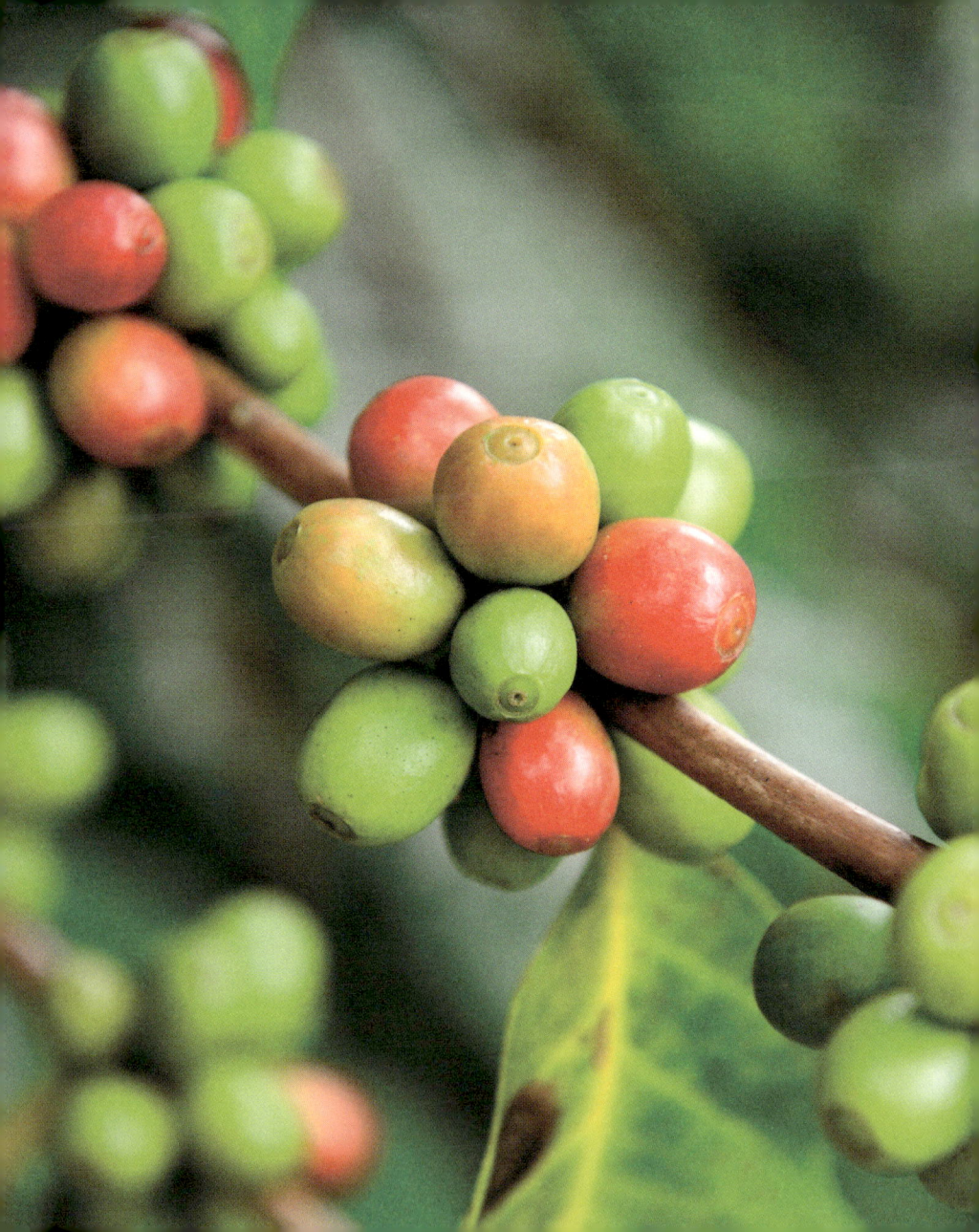

ten die reifsten Früchte zwar aussortiert werden, dennoch ist es doppelte Arbeit.

Je nach Witterung, Höhenlage und Arbeitsbedingungen ist die Kaffeeernte somit ein harter Job, bei dem es ebenfalls auf möglichst große Ernteerträge bei gleichzeitig hoher Qualität ankommt, die sich auf dem Weltmarkt zu guten Preisen verkaufen lässt. Die Arbeitsbedingungen auf den Kaffeeplantagen sollten daher beim Kaffeekauf nach Möglichkeit berücksichtigt werden, was durch Fair-Trade-Label ansatzweise gewährleistet wird. Besser ist es noch, beim Kaffeeröster vor Ort nachzufragen, wie er sich für fairen Handel engagiert, und dies auch gegebenenfalls mit einem höheren Kaufpreis zu honorieren.

Die Aufbereitung

Nach der Ernte drohen die frischen Früchte zu verfaulen. Die erste Maßnahme lautet daher Trocknen in der Sonne. Anschließend lässt sich das vertrocknete Fruchtfleisch mechanisch abschälen. Die zweite Variante ist es, die Kirsche mit Wasser aufzuweichen, sodass das Fruchtfleisch anschließend mit einer Maschine abgequetscht werden kann. Durch beide Methoden wird die Bohne vom Fruchtfleisch und der sie umgebenden Pergamenthülle sowie dem Silberhäutchen befreit.

Bei der folgenden Fermentierung, einem weiteren Wasserbad und nach der abschließenden zwei bis drei Wochen andauernden Trocknung in der Sonne bleibt die saubere und graugrüne Rohkaffeebohne übrig. Vor der Verschiffung müssen die Bohnen auf Anforderungen für die Qualität der Rohware überprüft werden. Diese darf keine Kontaminationen aufweisen und muss

4 Die Früchte der Kaffeepflanze, die Kirschen,
müssen schnell geerntet werden, bevor sie verfaulen.

bestimmte, für die gewünschte Qualität erforderliche Merkmale erfüllen, zum Beispiel die richtige Form, Farbe und Dichte haben. Sind diese Anforderung für einen bestimmten Kunden erfüllt, werden Proben per Luftpost versandt, zum sogenannten »Cupping«, wie die Verkostung auf Qualität und Geschmack bezeichnet wird. Erst dann wird eine Order erteilt.

Ein Schiff läuft aus – Kaffee reist um die Welt

Die getrockneten Kaffeebohnen werden in sogenannten »20-Fuß-Containern« verschifft, das entspricht 33 Kubikmetern Fassungsvermögen. In einen solchen Container passen ungefähr 120 Millionen Kaffeebohnen und es lässt sich einfach bestimmen, wie viele Früchte dafür geerntet werden mussten: Da eine Kaffeekirsche zwei Bohnen hat, entspricht dies also 60 Millionen Kaffeefrüchten.

Im Hamburger Hafen, dem Hauptumschlagsplatz für Kaffee in Deutschland, werden jedes Jahr mehr als 55 000 Kaffee-Container umgeschlagen. Eine unvorstellbare Menge alleine für den deutschen Markt. Die Reise dauert je nach Erzeugerland drei bis vier Wochen. Die Bedingungen müssen während der Überseefahrt genau eingehalten werden, nachdem der Kunde die Ware ja schon getestet und geordert hat. Dazu werden Temperatur (10 bis 20 Grad Celsius), Luftfeuchtigkeit (50 bis 60 Prozent) und Luftaustausch (10- bis 20-mal in der Stunde) konstant gehalten. Angekommen im Hafen, werden die Bohnen nochmals bei der Importkontrolle überprüft, bevor sie sich auf den Weg in die Fabrik begeben.

Das Rösten

Durch das Rösten entsteht das charakteristische Kaffeearoma. Die spezifischen Bedingungen während des Röstvorgangs und die Sortenauswahl des Rohkaffees sind dafür ausschlaggebend, dass das Endprodukt genau den Kundenerwartungen entspricht. Das bedeutet, sowohl der Einkäufer als auch der Röstmeister müssen im permanenten Austausch stehen, um Qualitätsschwankungen zu vermeiden.

Geröstet wird im Wesentlichen nach zwei Prinzipien: Entweder dem Hochtemperatur-Kurzzeitverfahren (ca. 3 Minuten bei 215 °C–240 °C) oder dem Tieftemperatur-Langzeitverfahren (ca. 20 Minuten bei 190 °C–215 °C). Die Temperatur kann also zwischen 190 bis 240 Grad Celsius liegen und wird mit Heißluft in großen Kesseln erzeugt.

Der sogenannte »Röstverlust«, also der Gewichtsverlust im Vergleich zur Rohbohne, liegt bei beiden Verfahren bei knapp 17 Prozent. Dennoch können durch Einstellung der Temperatur und der Röstzeit verschiedene Aromaprofile entwickelt werden.

Ab einer Temperatur von 100 Grad Celsius ergibt sich aus der Reaktion von Zuckern und Aminosäuren der Kaffeebohne eine wahre Aromaexplosion durch die »Maillard-Reaktion«. Dies ist die nicht-enzymatische Bräunung, benannt nach ihrem Entdecker Louis Camille Maillard (1878–1936). Neben den Aromastoffen, gemeinhin den »Maillard-Produkten«, entstehen zum Teil höhermolekulare Stoffe, die sogenannten »Melanoidine«. Diese verleihen der Kaffeebohne ihre dunkle Farbe. Ihre physiologische Wirkung und auch ihre chemische Struktur sind bis auf wenige Erkenntnisse bislang weitgehend unerforscht. Zu diesem Aspekt jedoch später mehr.

Zumeist werden bereits Mischungen aus Arabica- und Robusta-Bohnen geröstet und anschließend die sogenannten »Coffee-Blends« (engl. to blend = mischen) veredelt. So erhält man speziell auf den jeweiligen Geschmack abgestimmte Kaffeegetränke, von mild über ausgewogen bis würzig.

Eine Besonderheit des Röstens ist noch zu erwähnen: Das spanische Wort »torrefacto« bezeichnet einen Vorgang, bei dem Zucker zur Röstung hinzugegeben wird. Säure und Bittergrad der Röstbohnen sollen so reduziert und der Gehalt an antioxidativ wirksamen Inhaltsstoffen erhöht werden. Letztlich werden diese Kaffees dann mit konventionell gerösteten Kaffees vermischt, wobei ihr Anteil nie mehr als 50 Prozent der Mischung ausmacht.

Das Verpacken

Ob gemahlen oder ganze Bohne, der größte Feind des Kaffeearomas und der noch enthaltenen ätherischen Öle ist der Sauerstoff. Daher wird die Ware vor dem Verpacken in sauerstofffreien Behältern entgast und anschließend in gasdichte Verpackungen abgefüllt. Zusätzlich gilt es, Luftfeuchtigkeit und Licht vom Kaffee fernzuhalten. Ideal sind daher Dosen, Doppelbeutel und Kartons mit Innenbeutel, welche dann meistens unter Vakuum abgepackt werden oder unter Schutzgasen wie Kohlenstoffdioxid und/oder Stickstoff.

Instantkaffees

Eine Besonderheit nimmt der Instantkaffee ein. Diese Kaffees erfreuen sich besonders seit den Sechzigerjahren großer Beliebtheit, auch wenn deren Herstellung schon in den Dreißigerjahren entwickelt wurde.

*5 Erst durch das Rösten erhalten
die Bohnen ihr gewohntes Aussehen.*

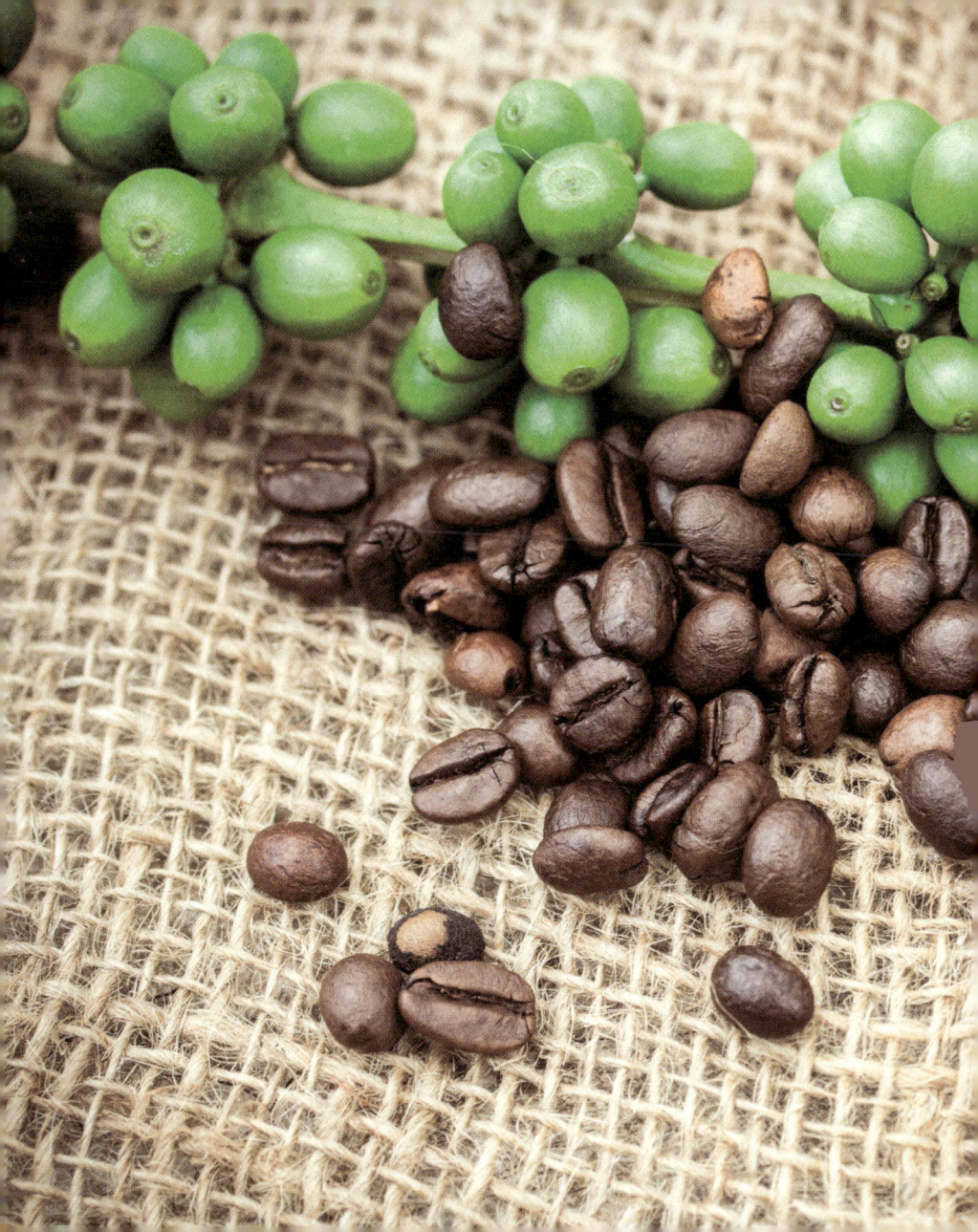

Die Herstellung folgt bis zur Röstung und Vermahlung exakt der Herstellung von Röstkaffee. Dann wird der Kaffee jedoch in großen Perkolatorenbatterien, sozusagen überdimensionierte Kaffeemaschinen, mit Wasser extrahiert und anschließend der Extrakt weiterverwendet. Nach der Klärung von Schwebstoffen wird dem Extrakt das Wasser wieder entzogen, und zwar gerade so viel, dass das Aroma erhalten bleibt. Das so entstandene Konzentrat (Dicksaft) ist dann bereit für die Herstellung des Granulats, wie es aus dem Supermarkt bekannt ist.

Dafür wird der Kaffeedicksaft entweder gefriergetrocknet, das bedeutet, unter Vakuum und geringer Temperatur wird das Restwasser vollständig entzogen, sodass nur noch die Trockenmasse verbleibt. Oder das Granulat wird mittels Sprühtrocknung hergestellt. Dafür wird der Kaffeedicksaft mit hohem Druck durch eine Düse in einen Heißluftstrom gesprüht, das Restwasser verdunstet und die Trockenmasse sinkt zu Boden. Vorteil dieser Methode ist, dass die Granulate schon während des Trocknungsvorgangs entstehen. Dafür ist sie durch die höhere Temperatureinwirkung nicht so schonend für das Aroma wie die Gefriertrocknung.

Aus diesem Grund werden Instantkaffees in der Regel »rückaromatisiert«, was bedeutet, dass aus den aus vorherigen Prozessschritten verbliebenen Rückständen, wie zum Beispiel Röstrückstände oder Kaffeesatz, Kaffeearoma extrahiert wird und dem Kaffeeextrakt vor der Abpackung wieder zugeführt wird.

Die Vorteile des Instantkaffees sind seine lange Haltbarkeit bei einer einfachen Zubereitung und hohem Genusswert.

Entkoffeinierter Kaffee

Für Menschen mit einer Überempfindlichkeit gegenüber Koffein stellt entkoffeinierter Kaffee eine überzeugende Alternative dar, um dem Kaffeegenuss nicht entsagen zu müssen. Das Entkoffeinieren findet häufig an der grünen Rohbohne statt, also noch bevor die Röstaromen entstehen können. Dies geschieht durch Aufquellen der Bohnen mit Wasser oder Dampf. Dadurch wird der Koffein-Kalium-Chlorogensäure-Komplex gelöst, sodass das Koffein anschließend frei vorliegt. Im folgenden Schritt wird das Koffein auf den jeweiligen je nach Land erlaubten Restgehalt (in Deutschland 0,1 Prozent) mithilfe eines organischen Lösungsmittels eingestellt. Das Lösungsmittel wird daraufhin mit heißem Wasserdampf wieder nahezu vollständig aus den Bohnen entfernt und diese wieder unter Heißluft getrocknet.

Eine weitere Möglichkeit, jedoch kostenaufwendiger, ist die Entfernung des Koffeins mit sogenanntem »überkritischem Kohlenstoffdioxid«. Dies bedeutet lediglich, dass das Kohlenstoffdioxid unter den entsprechenden Temperatur- und Druckbedingungen nicht gasförmig vorliegt, sondern in flüssiger Form den Bohnen zugeführt wird. So ist es optimal für die Behandlung des Kaffees geeignet.

Das Entkoffeinieren von bereits gerösteten Kaffeebohnen erfolgt ebenfalls über eine Extraktion mit Wasser und einem Lösungsmittel, welches anschließend zum Beispiel mit Aktivkohle wieder entzogen werden muss. Allerdings muss hierbei besonders darauf geachtet werden, dass aus der gerösteten Bohne nicht zu viele der wertgebenden Aromastoffe entfernt werden.

Der Kaffeepreis – gezahlt wird immer am Schluss

Nachdem uns eine Einführung in die Geschichte des Kaffees, die Ernte und die Verarbeitung ein besseres Gefühl für dieses wertvolle Produkt geliefert hat, lassen Sie uns näher betrachten, welcher Preis dafür gezahlt wird.

Frei nach dem Motto »Der Letzte zahlt die Rechnung« ist es umso bedeutender, dass der Preis auch den tatsächlichen Wert widerspiegelt. Bei Kaffee verhält es sich so: Rohkaffee wird an der Börse gehandelt, hauptsächlich in London und New York. Je nach Angebot und Nachfrage wird der weltweite Tagespreis herausgegeben, und zwar in Dollar pro Pfund. Ein Pfund entspricht dabei ungefähr 0,45 Kilogramm. Dieser Preis ist der Ausgangspunkt für das Geschäft zwischen Einkäufer (Kaffeerösterei) und Verkäufer (Erzeuger) und wird sortenspezifisch gehandelt. Beispielsweise lag dieser im Juni 2014 für Arabica-Rohkaffee aus Brasilien durchschnittlich bei 190,62 US-Cent pro Pfund.

Nun muss der Einkäufer in Deutschland schon zu diesem Zeitpunkt, also bereits im Sommer, die Rohware für das Geschäft für den Jahreswechsel einkaufen. Da zu diesem frühen Zeitpunkt weder die endgültige Qualität noch der dann gültige Tagespreis bekannt sind, vereinbaren beide Geschäftspartner eine zusätzliche Prämie. Diese kann über oder unter dem Tagespreis im Juni liegen – in Abhängigkeit von der zu erwartenden Qualität und der existierenden Nachfrage. Wird der Kontrakt dann zum Jahresende fixiert und der Tagespreis ist am jeweiligen Tag deutlich niedriger als noch im Juni, kann sich der Einkäufer freuen, denn er zahlt trotz der vereinbarten Prämie einen Endpreis, der sogar unter dem ursprünglichen Tagespreis vom Juni liegt. Im umgekehrten Fall ist der Erzeuger der Glückliche.

Zu solchen extremen Fällen kommt es aber nur, wenn das Gleichgewicht aus Angebot und Nachfrage massiv gestört wird, zum Beispiel durch Rohstoffspekulationen von Hedgefonds. So ist es auch zu erklären, dass die Kaffeepreise nach der Jahrtausendwende massiv gefallen waren und sich in den letzten Jahren erst langsam wieder erholten.

Am meisten freuen sich beide Geschäftspartner, wenn es ein fairer Handel ist, der es dem Erzeuger erlaubt, kostendeckend Kaffeepflanzen anzubauen und auch im nächsten Jahr wieder die gewünschte Qualität zu liefern, wie auch für den Einkäufer der Kaffeerösterei, der seinen Kunden ein qualitativ hochwertiges Produkt anbieten kann und ebenfalls auf seine Kosten kommt. Bis zu diesem Zeitpunkt hat der Preis, den wir letztendlich im Supermarkt bezahlen, ungefähr zu 5 Prozent die Löhne der Arbeiter bezahlt sowie zu circa 9 Prozent zur Wertschöpfung der Plantage beigetragen. Einen großen Anteil am Ladenverkaufspreis haben Frachtkosten, Zölle und Steuern, die zusammen knapp 45 Prozent des Preises ausmachen. Steuern fallen gleich zweimal an: Zunächst die Kaffeesteuer, welche 2,19 Euro pro Kilogramm Röstkaffee und 4,78 Euro pro Kilogramm Instantkaffee beträgt sowie die 19 Prozent Mehrwertsteuer im Ladenverkauf. Somit verbleiben ungefähr 24 Prozent beim Lebensmitteleinzelhändler und 18 Prozent beim Großhändler und/oder Röster.

Am Ende liegt der Verkaufspreis im Laden teilweise unter 4 Euro pro Pfund. Es lohnt sich daher, mit dem Röster seiner Wahl Informationen über die Preiszusammensetzung sowie über die Herkunft der Rohware auszutauschen. Generell bedeutet dies aber nicht, dass ein günstiges Angebot mindere Qualität liefert oder unter unfairen Bedingungen zustande gekommen ist, da große Abnahmemengen auch günstigere Preise für Fracht und Einkaufs-

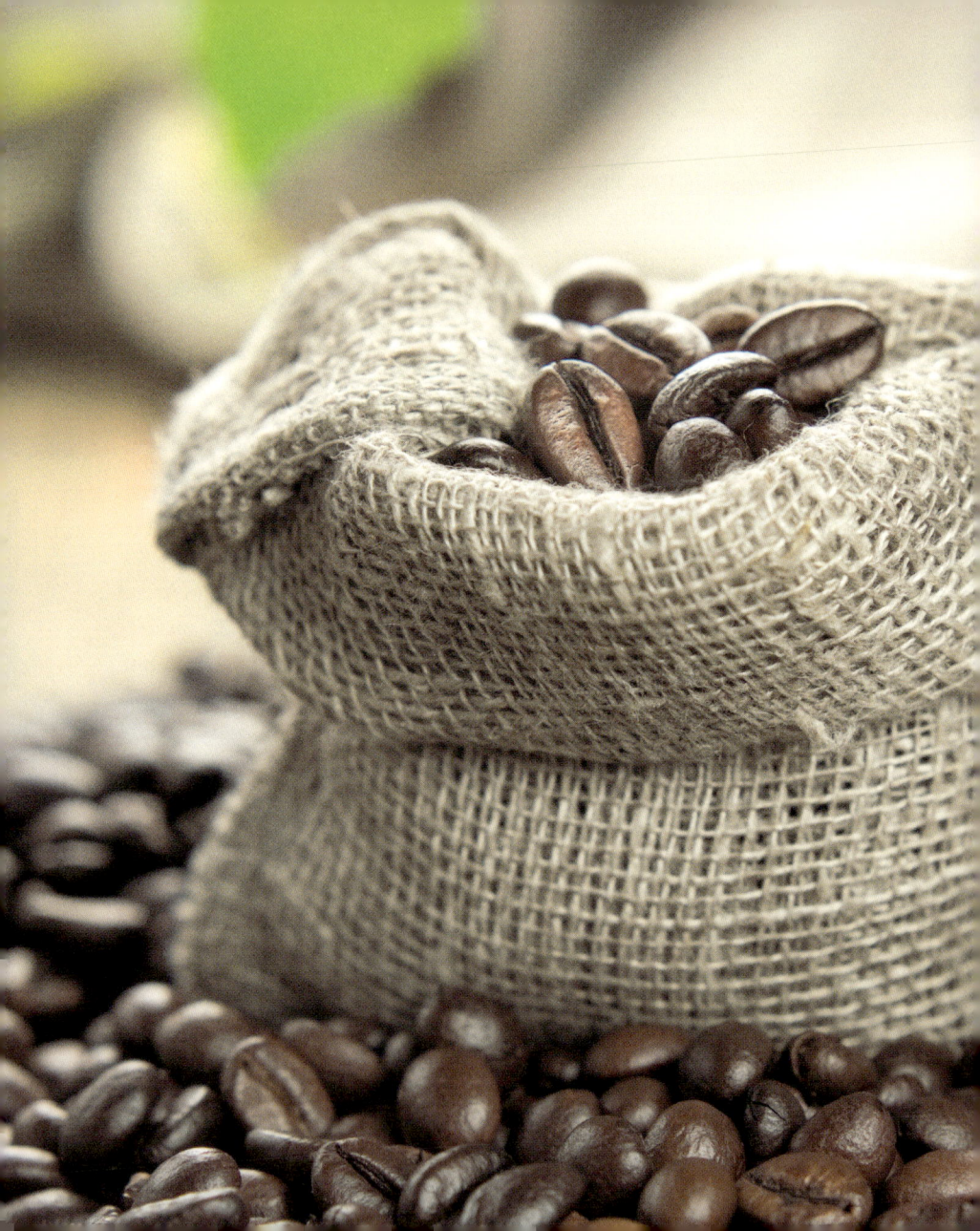

preise realisieren können. Eine Nachfrage beim Kaffeeröster des Vertrauens kann sich also gleich in doppelter Hinsicht lohnen – für die Qualität und den Geldbeutel!

Inhaltsstoffe von Roh- und Röstkaffee

Die grüne unbehandelte Bohne ist im Vergleich zur gerösteten Bohne eine Art Vorratslager an Ausgangssubstanzen, durch die es erst möglich ist, eine wahre Explosion von Aromen während des Röstvorgangs zu bewirken. Circa 950 unterschiedliche Inhaltsstoffe konnten bislang in verschiedenen Röstkaffees identifiziert werden, man geht aber von deutlich über 1000 aus.

Die rohe Bohne enthält durchaus verwertbare Zucker, insbesondere Saccharose und nicht verdauliche Mehrfachzucker (welche knapp die Hälfte des Trockengewichts der Bohne ausmachen können), aber auch weitere nicht verdauliche Kohlenhydrate wie Lignin und Pectin. Wichtig für die Bildung der Aromastoffe ist außerdem der Anteil der sogenannten »reduzierenden Zucker«, die während des Röstens besonders reaktionsfreudig und gemeinsam mit freien Aminosäuren dafür verantwortlich sind, dass eine Vielzahl von Aromastoffen entsteht. Man kann dies gut daran erkennen, dass im Kaffeegetränk im Vergleich zum Rohkaffee keine freien Aminosäuren mehr nachweisbar sind. Sie wurden vollständig umgesetzt, was durchaus seinen Sinn hat.

Man weiß inzwischen, dass das Kaffeearoma aus circa 20 Schlüsselaromastoffen (der Bekannteste heißt 2-Furfurylthiol) besteht und sich dieser

6 Durch die Röstung entstehen zahlreiche Inhaltsstoffe,
welche die dunkle Farbe der Bohnen begründen.

35

Geschmackseindruck sehr gut durch entsprechenden Zusatz von Aromen simulieren lässt, etwa in Bonbons, Eis oder Schokolade. Das wahre Kaffeearoma ist jedoch weitaus komplexer. Die höhermolekularen Eiweiße und Peptide in der Bohne können ebenfalls mit den Einfach-, Zweifach- und Mehrfachzuckern reagieren (Maillard-Reaktion), wodurch es zur Bildung der schon erwähnten Melanoidine kommt, die immerhin bis zu 25 Prozent der Trockenmasse eines Kaffeegetränks ausmachen können. Die Melanoidine sind gemeinsam mit den Aromen maßgeblich für die Farbgebung der gerösteten Bohne verantwortlich.

Zu den stickstoffhaltigen Inhaltsstoffen gehört ebenfalls das Koffein. Dieses unterstützt die bittere Note des Kaffeegeschmacks und ist ein sogenanntes Alkaloid. Als solche werden Substanzen aus Pflanzen bezeichnet, welche Stickstoffatome enthalten und chemisch aus einem oder mehreren Kohlenstoffringen bestehen. Andere Beispiele wären das Theophyllin, das ebenfalls in sehr geringen Mengen in der Kaffeebohne vorkommt. Beide Alkaloide gehören gemeinsam mit Theobromin, das in der Kakaobohne vorkommt, zu den Purinalkaloiden und sind charakteristisch für die belebende Wirkung von Kaffee, Tee und Kakao.

In der Fraktion der Lipide findet man die Kaffeeöle Cafestol und Kahweol, meist im Verbund mit den Fettsäuren Palmitin- und Linolsäure, aber auch mit noch längerkettigen Fettsäuren wie zum Beispiel der Lignocerinsäure. Ebenfalls zur Gruppe der Lipide zählt das Kaffeewachs, das hauptsächlich aus den sogenannten Tryptamiden besteht.

Von herausragender Bedeutung für den späteren Geschmack, aber auch die gesundheitlichen Effekte des Kaffees sind die Säuren. Hier sind insbesondere die Chlorogensäuren zu nennen sowie deren zwei Bestandteile, die Chinasäure und die Kaffeesäure. Sowohl Chlorogensäure in ihren verschiedenen Strukturen als auch China- und Kaffeesäure weisen ein hohes antioxidatives Potenzial auf, aber auch deren Abbauprodukte während des Röstvorgangs können vielfältige biologische Wirkungen haben.

Bei den Mineralstoffen sind besonders Kalium und Phosphor zu erwähnen, die den Hauptanteil der ein bis zwei Prozent Mineralstoffe ausmachen. Zu nennen wäre auch noch ein weiteres Alkaloid: Trigonellin. Trigonellin ist insofern von Bedeutung, als dass aus ihm durch den Röstvorgang ebenfalls unterschiedliche Produkte entstehen. In nennenswerten Mengen entsteht Vitamin B3 (Niacin), sodass eine Tasse mit 100 Millilitern Kaffee schon 20 Prozent des Tagesbedarfs dieses Vitamins decken kann. Außerdem entsteht eine Substanz mit dem Namen N-Methylpyridinium (abgekürzt NMP), die laut Studien der vergangenen Jahre freie Radikale abfangen kann, eine antisekretorische Wirkung besitzt und somit gerade für Personen mit empfindlichem Magen interessant ist.

Die typische Zusammensetzung von 100 Millilitern Kaffeegetränk hier noch mal zusammengefasst:

200–800 mg lösliche Kohlenhydrate
100 mg Eiweiß
0,8 mg Lipide
10 mg Mineralstoffe
50–380 mg Koffein

35–500 mg Chlorogensäure

40–50 mg Trigonellin

10 mg Vitamin B3 (Niacin)

500–1500 mg Melanoidine

Und nicht zu vergessen: Aromastoffe

Unerwünschte Inhaltsstoffe

Durch Pilzbefall der Pflanzen können Rückstände von Pilzgiften im Kaffee auftauchen. Normalerweise wird die Rohware dahingehend überprüft, ob vorgeschriebene Grenzwerte überschritten wurden, doch können Spuren auch in die Röstung gelangen. Insbesondere Ochratoxin A, das von Pilzen der Gattung Aspergillus und Penicillium gebildet wird, kann Organe wie Nieren oder Leber und sogar das Erbgut schädigen. In der Regel sind die Temperaturen während des Röstens ausreichend, um auch Spuren des Gifts zu zerstören.

Neben Pilzgiften kommen auch biogene Amine im Kaffeegetränk vor. Bekannt sind Serotonin, Agmatin, Kadaverin und Tyramin. Jedoch können die Gehalte zwischen unterschiedlichen Kaffeesorten, Röstungen und Zubereitungen stark variieren.

Wie bei allen hitzebehandelten Lebens- und Genussmitteln ist auch im Kaffeegetränk Acrylamid anzutreffen. Der Gehalt an Acrylamid hängt stark von der Dauer und Temperatur der Röstung ab. Ein mittlerer Röstgrad kann zu ca. 1 Mikrogramm pro 100 Gramm führen, ein dunkler Röstgrad zu

0,5 Mikrogramm pro 100 Gramm Kaffee. Je dunkler die Bohne, desto weniger Acrylamid also. Ein Grenzwert für die Aufnahme von Acrylamid existiert derzeit nicht, da bei den in Lebensmitteln vorkommenden Mengen kein akutes Gefährdungspotenzial besteht. Pestizidrückstände sind in Röstkaffee äußerst selten zu finden und sollten ebenfalls keinen Grund zur Sorge darstellen.

Mythen und Fakten über Kaffee

Ist Kaffee schlecht fürs Herz? Ja, nein oder vielleicht? Die Antwort auf die meisten Mythen zum Thema Kaffeegenuss und seine guten wie auch nicht so guten Auswirkungen lautet wie so häufig: Es kommt drauf an! Denn Kaffeegetränke haben erst mal überhaupt nichts mit Erkrankungen zu tun, sofern man sich einer guten Gesundheit erfreut. Auch lösen sie per se keine Erkrankungen aus. Daher gibt das folgende Kapitel einen Überblick über die häufigsten Mythen und Fakten zum Thema Kaffee und warum die Erkenntnis eines Mannes mit dem wohlklingenden Namen Philippus Theophrastus Aureolus Bombastus auch heute noch ihre Gültigkeit hat.

Mythos: Das Koffein ist schuld!

Fragt man nach dem Hauptinhaltsstoff von Kaffee, lautet die Antwort zumeist: »Koffein!«. So weit, so gut. Auch wenn wir schon wissen, dass eigentlich die im Kaffeegetränk gelösten Kohlenhydrate mit die größte Fraktion darstellen und Koffein mit 50–380 Milligramm pro 100 Milliliter noch hinter den Chlorogensäuren liegt. Dennoch ist es der pharmakologisch wirksamste und ebenfalls am besten untersuchte Bestandteil des Kaffeegetränks.

Bekannt ist Koffein für seine wach machende Wirkung. Ansonsten ist es als Reinsubstanz ein relativ langweiliges weißes und dazu bitteres Pülverchen. Nicht so im Kaffeegetränk. Um zu verstehen, warum dies so ist, ist ein kurzer Blick in das vegetative Nervensystem des Menschen hilfreich. Dieses steuert sämtliche Prozesse, die wir mit unserem Willen nicht beeinflussen können, die aber manchmal absolut lebensnotwendig sind, zum Beispiel den Herzschlag oder den Blutdruck.

Koffein ist ein sogenanntes indirektes Sympathomimetikum. Was sich kompliziert anhört, ist eigentlich recht einfach, wenn man dieses Wort in zwei einzelne Wörter teilt: »Sympatho-« (von Sympathicus, der aktivierende Teil des vegetativen Nervensystems) und »-mimetikum« (von Mimese, der Fähigkeit, durch Anpassung etwas Bestimmtes nachzuahmen). Normalerweise nutzt der Sympathicus die wohlbekannten Hormone Adrenalin und Noradrenalin zum Aktivieren sämtlicher Funktionen. So kennt man es schon von unseren Vorfahren im Überlebenskampf gegen Säbelzahntiger und Co. Bei Weitem nicht so stark, aber immerhin ausreichend hat Koffein am Ende eine ähnliche Wirkung. Sie beruht zwar nicht auf demselben Mechanismus wie bei den beiden Urzeit-Hormonen, sondern sorgt vielmehr dafür, dass deren Wirkung länger anhält. Denn selbst wenn wir nicht dem Tod ins Auge blicken, sorgen der Sympathicus und sein Gegenspieler, der Parasympathicus, für ein sehr feines und ständig kontrolliertes Zusammenspiel aktivierender und beruhigender Prozesse.

Kommt Koffein ins Spiel, hält die Wirkung des Sympathicus also etwas länger an und sein Gegenspieler tritt in den Hintergrund. Die Herzfrequenz beschleunigt sich etwas und auch die Schlagkraft des Herzmuskels wird gesteigert. Die Blutgefäße in den Muskeln weiten sich, sodass für genügend Sauerstoffzufuhr für die bevorstehende Arbeit gesorgt ist. Auch die Atmung fällt leichter, da nun die Bronchien erweitert sind. Im Gehirn hingegen verengen sich die Gefäße, ähnlich wie bei sportlicher Belastung, sodass die Konzentrationsfähigkeit zunimmt.

All dies lässt uns den wach machenden Effekt beim Kaffeegenuss spüren, besonders bei vorheriger Müdigkeit und keinem übermäßigen Kaffeekonsum. Bei höheren Mengen Kaffee, so ab der dritten bis fünften Tasse in Folge, kann die Wirkung durchaus unangenehm sein: Unruhe, Übelkeit, Erbrechen und sogar Krämpfe sind möglich. Die persönliche Grenze kann jedoch sehr individuell sein. Zudem ist es auch das Koffein, das den Harndrang auslösen kann und auch die Produktion von Magensäure fördert.

Stärker noch als Koffein wirkt in gleicher Konzentration das im Tee befindliche Theophyllin. Beide Inhaltsstoffe bewirken bei den Konsumenten eine Toleranzentwicklung, das heißt, dieselbe Wirkung wird nach Gewöhnung nur mit höheren Mengen erzielt. Dies ist eine typische Eigenschaft von Suchtmitteln. Koffein ist aber dennoch bei Weitem kein Suchtmittel, denn seine Aufnahme über einen längeren Zeitraum schadet nicht der Gesundheit. Die im Kaffeegetränk befindlichen Gehalte sind im Normalfall vollkommen unbedenklich. Vorsicht ist allerdings geboten, wenn die Gesundheit angeschlagen ist. Dies gilt insbesondere bei manifestierten Angststörungen, Schlaflosigkeit, Arrhythmien und Magengeschwüren. Hier empfiehlt es sich, einen koffeinfreien Kaffee zu trinken.

Koffeingehalte verschiedener Getränke, pro 100 Milliliter	
Espresso	110 mg
Löslicher Kaffee	64 mg
Bohnenkaffee	53 mg
Tee	26 mg

Energy-Drink	27 mg
Cola	27 mg
Kakao	2,5 mg
Entkoffeinierter Kaffee	1–2 mg

Fakt: Antioxidantien gegen den Stress

Antioxidantien sind in aller Munde als wahre Wunderwaffe gegen alle möglichen aggressiven Radikale. Ob in frischem Obst und Gemüse oder im Wein, Tee oder Kaffee. Irgendetwas muss doch dran sein?

So ist es auch tatsächlich. Freie Radikale entstehen permanent in unserem Körper, alleine durch die Tatsache, dass wir atmen. Bei sportlicher Belastung steigt die Radikalflut sogar noch etwas an, was aber kurzfristig kein Problem ist. Auch nutzen Immunzellen wie die Makrophagen freie Radikale als effektive Waffe gegen Bakterien und andere Eindringlinge. Dies alles stellt kein Problem dar, denn über die Millionen Jahre der Evolution hat auch der menschliche Körper einen Weg gefunden, die Balance zwischen Nützlichkeit bzw. Notwendigkeit der freien Radikale wie auch deren Neutralisierung herzustellen.

Enzyme und andere Substanzen wie Vitamin C sorgen dafür, dass es mit den freien Radikalen nicht überhandnimmt. Da manche Radikalfänger kurzfristig selber zu einem Radikal werden, um ein freies Radikal unschädlich zu machen, kann sogar ein Zuviel an Vitaminen den Radikalstress noch

erhöhen. Opfer aller Radikale sind unsere Zellen, angefangen bei den Zell-
wänden sämtlicher Organe, auch der Haut, bis hin zu direkten Schäden im
Erbgut, der DNA. Solange das alles in einem bestimmten Rahmen verläuft,
hat es im Normalfall keine negativen Folgen für den Körper.
Neben den schon angesprochenen Entgiftungssystemen stehen auch schon
die richtigen Reparatursysteme bereit, um den Schaden gering zu halten.
Leider bewirkt der moderne Lebensstil bisweilen eine unnötig hohe Entstehung von freien Radikalen. Dazu zählt natürlich an erster Stelle das Rauchen.
Auch ausgiebiges Sonnen, übermäßiger Alkoholkonsum und der alltägliche
Stress können den Radikallevel anheben. Eben alles, was den Stoffwechsel
fordert, sei es für die Entgiftung oder für die Energiebereitstellung. Und hier
kommen Antioxidantien ins Spiel.
Insbesondere die im Kaffee vielfach enthaltenen Polyphenole, aber auch
die Chlorogensäure und die Melanoidine bieten Schutz vor freien Radikalen. Gerade die Chlorogensäure wie auch deren Bestandteile, die Chinasäure
und Kaffeesäure, kommen im Kaffee in höheren Konzentrationen vor als in
den meisten anderen pflanzlichen Lebensmitteln. Während der Röstung der
Kaffeebohne entstehen aus Chlorogensäure noch zahlreiche weitere Abbauprodukte, welche ebenfalls radikalfangende Eigenschaften haben. Die schon
angesprochenen Melanoidine hingegen kommen nur im Kaffeegetränk vor
und stellen den größten Anteil an den im Kaffeegetränk enthaltenen Inhaltsstoffen. Der Vorteil ist, dass aufgrund der guten Wasserlöslichkeit die meisten dieser Inhaltsstoffe auch in den Körper aufgenommen werden können.
Denn was nützt es, wenn sie nicht an den Ort des Geschehens gelangen. Man
kann bei Kaffee also tatsächlich von einem sprichwörtlichen Antioxidantien-
Cocktail sprechen!

*7 Reine Abwägungssache: Kaffee per se ist
nicht schlecht für die Gesundheit.*

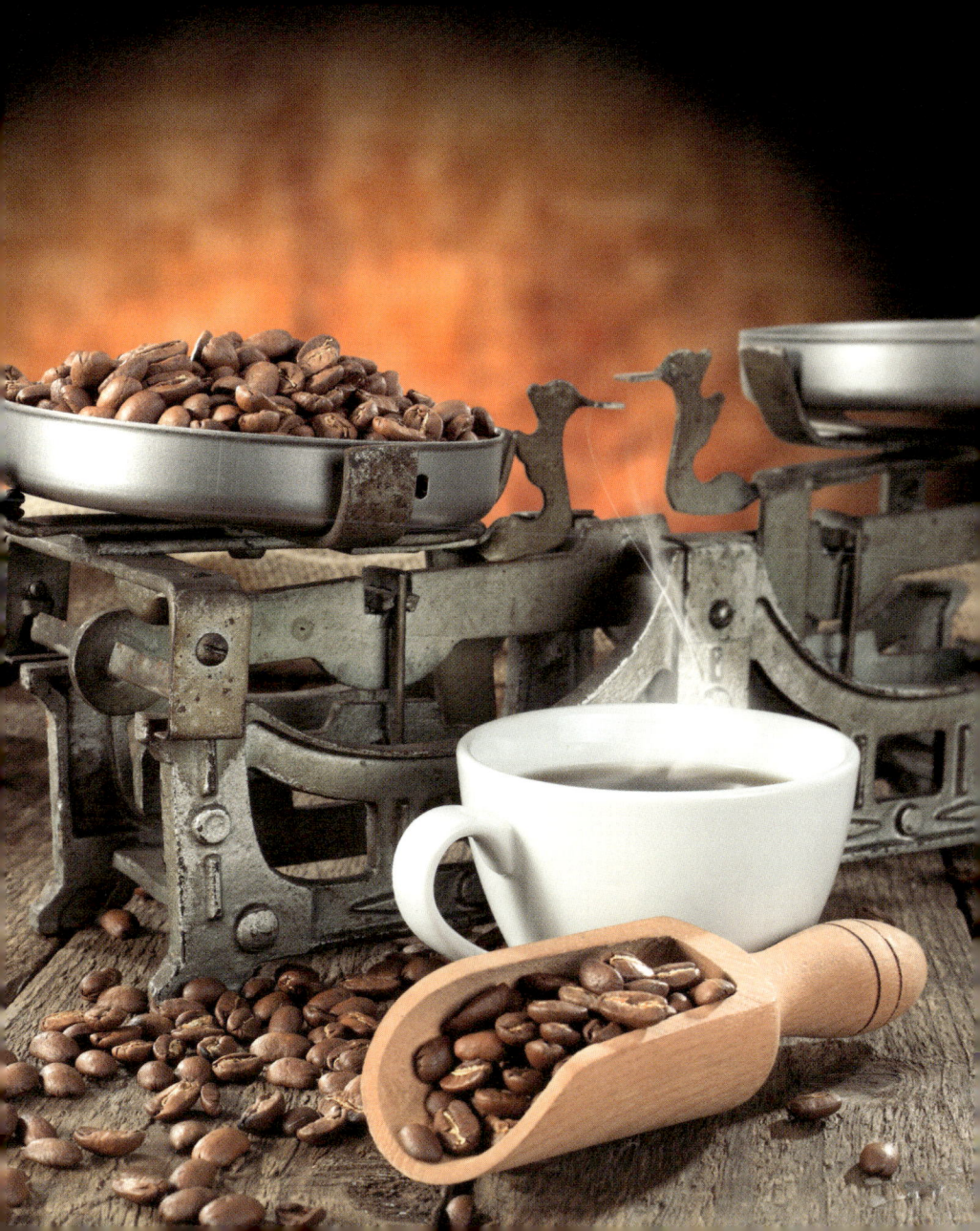

Fakt: Leicht und bekömmlich

»Magenfreundlich« oder »leicht und bekömmlich«, wer kennt die Hinweise auf Kaffeeverpackungen nicht? Jeder Anbieter hat zumindest eine milde Sorte im Angebot, die besonders für Personen mit empfindlichem Magen geeignet sein soll. Immerhin geben zwischen 10 und 20 Prozent der Konsumenten an, dass sie gelegentlich oder generell nach Kaffeegenuss über Unwohlsein im Magen oder Sodbrennen klagen.

Bis zum Inkrafttreten der sogenannten »Health-Claims-Verordnung« der Europäischen Union im Jahr 2012, wonach jegliche gesundheitsbezogene Auslobung durch umfangreiche wissenschaftliche Studien belegt werden muss, genügte es, dem Roh- oder Röstkaffee eine beliebigen Inhaltsstoff zu entziehen, um ihn als magenfreundlich zu deklarieren. Mal war das Koffein der Bösewicht, mal die Chlorogensäure oder deren Abbauprodukte, die Röstreizstoffe. Auch die Kaffeewachsfraktion wurde bereits unter Generalverdacht genommen. Allerdings konnten Studien bislang nicht einheitlich nachweisen, dass nur eine dieser Substanzen alleine für das Rumoren in der Magengegend verantwortlich ist.

Vielmehr deuten neuere Erkenntnisse darauf hin, dass es auch hier die Kombination der Vielzahl von Inhaltsstoffen im Kaffeegetränk ist, die ein Überschießen der Magensäuresekretion bewirkt. Leider ist es nahezu unmöglich, durch die Behandlung von Kaffeebohnen gezielt nur diese »üblichen Verdächtigen« herauszufiltern. Daher deuten neuere Studien darauf hin, dass insbesondere dunkel geröstete Bohnen und eine schnelle Extraktion des Kaffeepulvers das geringste Reizpotenzial darstellen. Der klassische Espresso wäre demnach also das Mittel der Wahl.

Warum nun ausgerechnet dunkel geröstete Bohnen? Waren da nicht die Röstreizstoffe drin? Wie immer hat die Medaille zwei Seiten. Während des Röstens der Bohnen entstehen Inhaltsstoffe mit einer magenschützenden Wirkung. Die rasche Extraktion senkt offensichtlich die Menge an Reizstoffen, da diese im Kaffeesatz zurückbleiben.

Weitere Möglichkeiten sind Espresso-Zubereitungen mit Milch oder mit höherem Wasseranteil. Wem es schmeckt, der kann auch zum Instantkaffee greifen. Das einmalige Aufbrühen und anschließende Trocknen reduziert offenbar ebenfalls den Gehalt an Reizstoffen im Granulat. Dennoch gilt für Kaffees, die eine gute Bekömmlichkeit ausloben: Probieren geht über Studieren! Und auch die Dosis macht's in diesem Fall.

Mythos: Kaffee ist schlecht für den Flüssigkeitshaushalt

Oft gehört und vermutlich auch schon erlebt: »Kaffee treibt!« Tatsächlich kann Kaffeegenuss dazu führen, dass man das stille Örtchen aufsuchen muss. Das liegt daran, dass Kaffee einerseits als indirektes Sympathomimetikum die Darmaktivität anregt und zum anderen die Nierenfunktion, also die Harnbildung. Eine anregende Wirkung auf die Darmaktivität ist zunächst einmal nicht beunruhigend, leidet der moderne Mensch doch überwiegend an einem zu trägen Darm. Vielmehr bereitet aber der Flüssigkeitsverlust über den Urin Bedenken bei vielen Kaffeetrinkern. Aber auch dieser kann vernachlässigt werden. Die Deutsche Gesellschaft für Ernährung (DGE) hat in einem offiziellen Statement dazu Stellung bezogen:

47

»Richtig ist, dass im Kaffee enthaltenes Koffein einen harntreibenden Effekt hat. Sowohl die Menge des Koffeins als auch die Frequenz des Kaffeekonsums haben hierauf einen Einfluss. Der Effekt ist jedoch nur vorübergehend und bei regelmäßigem Kaffeekonsum weniger stark ausgeprägt, sodass sich der Flüssigkeitshaushalt innerhalb eines Tages wieder im Gleichgewicht befindet. Bei höheren Koffeinkonzentrationen führt die hohe Koffeinzufuhr neben der vermehrten Wasserausscheidung auch zu einer vermehrten Salz- und insbesondere Natriumausscheidung. Auch dieser Effekt wird regelmäßig durch Kompensationsmechanismen ausgeglichen.

Wegen seiner anregenden Wirkung auf Herz und Kreislauf sollte Kaffee nicht zum Durstlöschen verwendet werden, so die Empfehlung der DGE. Hier sind Mineral- und Trinkwasser und andere kalorienarme Getränke, wie Schorlen aus Fruchtsaft und Wasser sowie Früchte- und Kräutertees, die bessere Alternative. Gegen den täglichen moderaten Genuss von bis zu 4 Tassen Kaffee mit 350 mg Koffein ist allerdings nichts einzuwenden.«

DGE-aktuell 01/2005 vom 12.01.2005

Was darf und was muss?

Der Rechtsrahmen für das Inverkehrbringen von Kaffee ist in der »Verordnung für Kaffee, Kaffee- und Zichorien-Extrakte« festgehalten. Daneben spielt auch die Lebensmittel-Kennzeichnungsverordnung eine Rolle, was die Informationen auf der Verpackung angeht wie Haltbarkeit, Hersteller- und Mengenangaben. Darüber hinaus regelt die »Health-Claims-Verordnung« nährwert- und gesundheitsbezogene Angaben des Herstellers.

Laut der Kaffee-Verordnung lautet die Verkehrsbezeichnung »Kaffee« für alle Bohnen der Gattung *Coffea* gleich. Es spielt also keine Rolle, ob in der Packung sortenreines Pulver von Arabica- oder Robusta-Bohnen vorliegt oder gar eine Mischung aus beiden. Dies macht es dem Händler und dem Röster einfach, je nach Angebotslage und Kundenwünschen Qualitäts- oder Mengenschwankungen auszugleichen. Allerdings nicht immer zum Vorteil der Kunden, denn Robusta-Bohnen werden am Weltmarkt zu einem geringeren Preis gehandelt, zeichnen sich aber im Vergleich zu Arabica-Bohnen nach Ansicht von Experten durch ein geringeres Aromapotenzial aus. Die Mischkalkulation macht es für den Röster einfacher, die ohnehin knappen Gewinnmargen auszuschöpfen. Dies kann insbesondere bei gemahlenem Kaffee vom Konsumenten kaum nachvollzogen werden.

Dennoch heißt dies nicht, dass der Kaffee nicht schmeckt. Denn wir sind an den Geschmack des Kaffees unserer Wahl gewöhnt und zudem halten auch die Mischungen den Qualitätskriterien stand. Kauft man lediglich die Bohnen und mahlt diese selbst, kann man anhand der Bohnen auch Robusta-Arabica-Mischungen erkennen. Steht auf der Packung, dass es sich um einen sortenreinen Kaffee handelt, zum Beispiel »100 % Arabica«, so muss dies natürlich auch der Fall sein.

Weiterhin regelt die Kaffeeverordnung, dass »koffeinfrei« nur solche Kaffees genannt werden dürfen, die höchstens 0,1 Prozent Koffein enthalten. Zudem legt die Verordnung fest, wie hoch der Kaffeegehalt mindestens in Konzentraten oder Granulaten von Kaffee sein muss. Ein Zutatenverzeichnis entfällt bei Kaffee und auch Nährwertangaben werden vom Gesetzgeber nicht verlangt. Lediglich ob mit Zucker geröstet oder haltbar gemacht wurde und ob der Kaffee kandiert wurde, muss angegeben werden.

Die sonstigen Angaben auf der Verpackung beziehen sich daher hauptsächlich auf genießerische Beschreibungen. Häufig findet man eine Einordnung, ob der Kaffee mild oder stark ist. Auch die Bekömmlichkeit wird häufig beworben. Hingegen findet man die Bezeichnung »magenfreundlich« nicht mehr, da gesundheitsbezogene Angaben nicht mehr zulässig sind, es sei denn, sie wurden durch umfangreiche Studien nachgewiesen.

Kaffee ist ein Naturprodukt. Die Qualitätsrichtlinien sind durchaus als hoch anzusehen, wie auch der Anspruch der Kaffeeröster. Qualitativ minderwertige Kaffeebohnen verbleiben meist in den Erzeugerländern. Die Einhaltung der Grenzwerte von Schadstoffen wird regelmäßig von den Überwachungsbehörden überprüft, wie auch durch die Hersteller und Erzeuger. Bleibt also nur noch der verantwortungsvolle Genuss. Daher schließt das Kapitel mit dem bekannten Ausspruch von Paracelsus:

>*»Sola dosis facit venenum«* –
>*nur die Dosis macht das Gift.*
>
> Paracelsus

Gesund bleiben mit Kaffee

Wem wurde nicht schon vom Kaffeetrinken abgeraten? Häufig geschieht dies, weil man sich mit bestimmten Störungen des Wohlbefindens an Bekannte oder Freunde wendet, die einem dann den gut gemeinten Rat geben, besser auf Kaffee zu verzichten.

Doch auch Ärzte raten in bestimmten Fällen vom Kaffeekonsum ab. Insbesondere bei Herz-Kreislauf-Beschwerden oder überschießender Magensäure, die sich in Sodbrennen oder Unwohlsein in der Magengegend äußern kann. In diesen Fällen können die Ratschläge durchaus berechtigt sein, doch gibt es womöglich Alternativen, die weiterhin den Kaffeegenuss erlauben, wenn dies gewünscht ist. Koffeinfreier Kaffee oder auch bestimmte Röst- und Zubereitungsarten gilt es dann auszuprobieren.

Auch eine Einschränkung des gewohnten Konsums ist häufig ratsam und ausreichend, um negative Effekte zu vermeiden. Die Dosis macht ja bekanntlich das Gift, somit ist bewusstes Ausprobieren in Absprache mit einem Ernährungsberater oder Mediziner immer der erste Schritt, soweit kein absolutes Verbot notwendig ist.

In vielen Fällen haben die zahlreichen Inhaltsstoffe in Kaffeegetränken auch diverse positive Auswirkungen auf den Körper. Die Fortschritte in der ernährungsphysiologischen und medizinischen Forschung haben es ermöglicht, die Zusammenhänge besser zu verstehen und sowohl den gesundheitlichen Nutzen als auch mögliche Risiken des Kaffeekonsums zu charakterisieren. Nachfolgend wird daher auf die wichtigsten Erkrankungen eingegangen, bei welchen ein Zusammenhang mit Kaffeekonsum beschrieben wurde.

Herz und Kreislauf

Herz-Kreislauf-Erkrankungen sind weltweit die häufigste Todesursache. Knapp 20 Millionen Menschen sterben jährlich aufgrund einer Erkrankung des Herz-Kreislauf-Systems. Die Hauptursache sind Herzinfarkte und Schlaganfälle, aber auch Bluthochdruck und erhöhte Cholesterin- und Blutfettwerte sind als Ursachen für spätere tödliche Ereignisse hervorzuheben. Diese sind zwar medikamentös behandelbar, stehen aber im direkten Zusammenhang mit weiteren Risikofaktoren wie Tabakkonsum, übermäßigem Alkoholkonsum, Bewegungsmangel und falscher Ernährungsweise, die zu Übergewicht führt und das Risiko für einen Diabetes deutlich erhöht. Vor allem Diabetes und Übergewicht können das Risiko für einen Herzinfarkt oder Schlaganfall drastisch steigern.

Der Kaffeekonsum spielt im Rahmen der Prävention von Herz-Kreislauf-Erkrankungen eine eher untergeordnete Rolle. Dennoch ist er nicht zu vernachlässigen, da der gesamte Lebensstil ganz entscheidend auf die Entstehung von Herz-Kreislauf-Erkrankungen Einfluss nimmt. Dazu gehört neben der Ernährungsweise natürlich auch die Art und Weise, wie wir mit Stress umgehen. Das Bild vom Kaffee trinkenden Manager, der sich auf diese Weise bis spät in die Nacht wach hält, um sein Projekt noch rechtzeitig fertigzustellen, ist sicherlich irreführend. Der Körper passt sich ja an die Dosis des Koffeins an, sodass der wach machende Effekt des Kaffees immer mehr abnimmt. Dennoch ist Kaffee trotzdem gerade wegen dieses Effektes, der nie ganz verschwindet, ein täglicher Begleiter vieler Menschen und damit ganz eng mit dem Lebensstil verbunden. Es lohnt sich also, etwas genauer hinzuschauen, welchen Effekt der tägliche Konsum von Kaffee auf die Gesundheit haben kann.

8 Es ist der gesamte Lebensstil, der zu Herz-Kreislauf-Erkrankungen führt, nicht Kaffee allein.

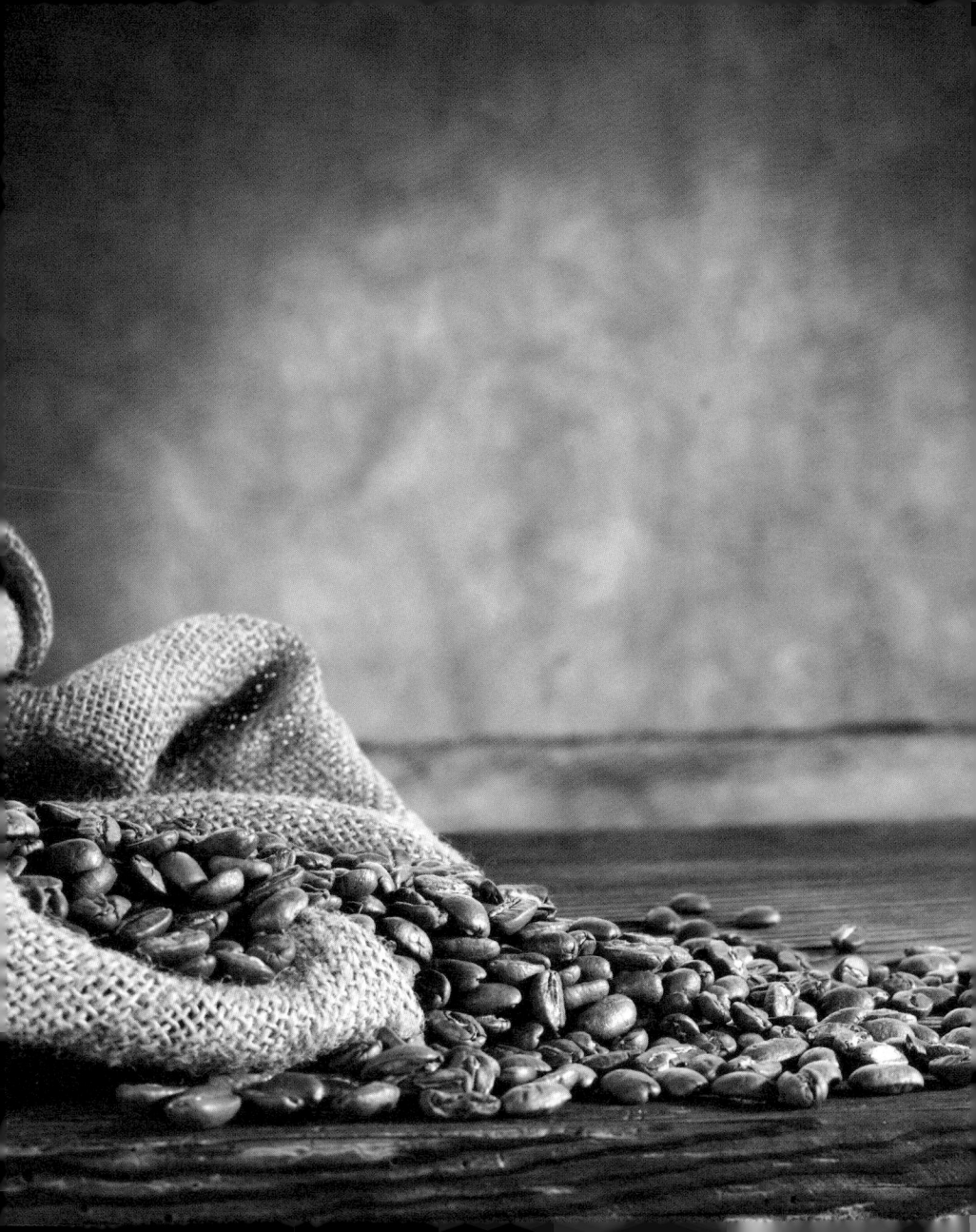

Dabei ist es wichtig, zwischen den unmittelbaren Effekten des Kaffeekonsums und den langfristigen Effekten zu unterscheiden. Beispielsweise führt das im Kaffee enthaltene Koffein bei Konsum von 2–3 Tassen Kaffee zu einer Erhöhung des Blutdrucks, während entkoffeinierter Kaffee dies nicht tut. Jedoch über einen längeren Zeitraum betrachtet, und das bereits ab 5 Tagen, führen selbst größere Mengen Kaffee von bis zu 8 Tassen am Tag nicht zu einer bleibenden oder längerfristigen Erhöhung des Blutdrucks. Der Anpassungseffekt des Körpers auf die wach machende Wirkung des Kaffees scheint sich also auch auf andere Wirkungen des Koffeins zu übertragen.

Dies gilt allerdings nicht für alle Kaffeetrinker. Studien zeigen, dass unter bestimmten Umständen der Anpassungseffekt in Hinsicht auf den Blutdruck ausbleibt. Wie es scheint, liegt die Ursache dafür wie so oft in den Genen. Die Entgiftungsenzyme des Körpers sind bei manchen Personen durch eine Mutation nicht in dem Maß aktiv, wie es bei Personen der Fall ist, die über das natürliche Gen verfügen. Dies ist nicht weiter schlimm, doch kommt es so zu leichten Unterschieden in der Verträglichkeit. Der Abbau des Koffeins ist dadurch im Vergleich langsamer und die Wirkung entsprechend stärker. In diesem Fall und wenn über einen längeren Zeitraum kein Anpassungseffekt feststellbar ist, wäre also ein koffeinfreier Kaffee eine Empfehlung wert. Die besondere Rolle des Koffeins lässt sich ebenfalls daran erkennen, dass die Einnahme von Koffeintabletten eine 2- bis 3-fach stärkere Erhöhung des Blutdrucks bewirken kann als die gleiche Menge Koffein in einem Kaffeegetränk. Im Kaffeegetränk scheinen also Inhaltsstoffe enthalten zu sein, die den blutdruckerhöhenden Effekt des Koffeins teilweise kompensieren.

Erhöhter Blutdruck ist neben erhöhten Blutfettwerten eine Hauptursache für Arteriosklerose (Gefäßverkalkung), was wiederum das Auftreten eines Herzinfarktes oder Schlaganfalls begünstigt, aber auch andere Organe wie die Niere oder feine Gefäße in den Extremitäten schädigen kann. Insbesondere die Koronare Herzkrankheit (KHK), also die zunehmende Verkalkung der Herzkranzgefäße, ist eine der häufigsten Ursachen für einen Herzinfarkt. Für Kaffeekonsum und erhöhte Verkalkung der Herzkranzgefäße konnte bislang kein Zusammenhang gefunden werden.

Hier ist auch die weitläufig bekannte Tatsache interessant, dass die sogenannten Kaffeeöle (Kahweol und Cafestol) den Blutspiegel des negativen LDL-Cholesterins erhöhen. Dieser Zusammenhang gilt zwar als bestätigt, allerdings ist der Effekt bei bis zu 4 Tassen am Tag vernachlässigbar. Der Gehalt an Kaffeeölen ist ohnehin in Filterkaffee am geringsten, wie auch in Instantkaffee. Etwas höher liegt er im Espresso oder im Mokka. Insgesamt ist der Einfluss von Kaffeegetränken auf die Entstehung einer Arteriosklerose also nicht entscheidend. Unter Berücksichtigung des Koffeins gilt dies ebenfalls für direkte Erkrankungen des Herzens, wie Infarkt oder KHK.

Für das Auftreten eines Schlaganfalls existieren ähnliche Studien, die belegen, dass regelmäßiger Kaffeekonsum nicht im Zusammenhang mit dem Auftreten eines Schlaganfalls steht. Vielmehr konnte in manchen Fällen ein positiver Effekt festgestellt werden, das heißt eine präventive Wirkung des Kaffeekonsums.

Insgesamt lässt sich somit sagen, dass trotz der nachgewiesenen Effekte von Kaffee und im engeren Sinne des Koffeins auf die Herzaktivität sowie die Blutdruckregulation kein Zusammenhang mit dem Auftreten von Herzinfarkten oder Schlaganfällen besteht.

Diabetes Mellitus Typ 2

Diabetes Mellitus Typ 2 verzeichnet eine deutliche Zunahme, insbesondere in westlichen Industrienationen. Grund dafür ist die übermäßige Aufnahme hochkalorischer Lebensmittel und gleichzeitig vorherrschender Bewegungsmangel. Übergewicht begünstigt die Entwicklung eines Diabetes zusätzlich und ist einer der Haupteinflussfaktoren bei der Entstehung wie auch der Therapie.

Im Unterschied zu Typ 1 Diabetes, bei welchem die Insulinproduktion durch einen angeborenen Defekt schon sehr früh oder im Kindesalter eingestellt wird, ist der Typ 2 Diabetes durch die eigene Lebensweise erworben. In einigen Fällen spielen auch entzündliche Reaktionen des Körpers gegen die eigene Bauchspeicheldrüse (Autoimmunreaktion) eine Rolle. Das in der Bauchspeicheldrüse produzierte Insulin beschleunigt die Aufnahme von Zucker in die Körperzellen, zum Beispiel nach einer Mahlzeit. Ist dies nicht möglich, da zu wenig Insulin vorhanden ist, kommt es zu einem dauerhaft erhöhten Blutzuckerspiegel. Dies hat Folgen für den gesamten Organismus. Der Zucker greift Gefäßwände an und schädigt so Organe mit besonders feinen Gefäßen, wie Niere, Herz und auch die Extremitäten. Allerdings lassen sich bei einem Typ 2 Diabetes neben einer guten Medikation auch durch einen veränderten und angepassten Lebensstil deutliche Verbesserungen herbeiführen. Wie auch bei den kardiovaskulären Erkrankungen spielt also die Lebensweise eine übergeordnete Rolle. Dementsprechend wurde in zahlreichen wissenschaftlichen Studien der Einfluss des Kaffeekonsums hinterfragt.

Die Lage scheint bis auf wenige Ausnahmen eindeutig: Insbesondere im letzten Jahrzehnt haben groß angelegte Studien gezeigt, dass Kaffeekonsum sowohl bei der Prävention als auch bei einem schon entwickelten Typ 2 Diabetes eine positiven Einfluss haben kann. Der Einfluss von Kaffeegetränken ist wohlgemerkt nur ein Faktor, welcher zu betrachten ist. Die Angabe von Prozenten zur Risikominimierung ist daher wissenschaftlich üblich und notwendig, um einzelne Faktoren zu bewerten. Es reicht aber für den Alltag aus zu wissen, ob ein positiver oder negativer Zusammenhang vorhanden ist und eventuell wie und bei welchen Mengen dieser gefördert oder vermindert werden kann.

Mehrere Studien aus dem skandinavischen Raum, wo sich sehr viele Kaffeetrinker befinden, haben gezeigt, dass die Zubereitung des Kaffees einen Einfluss haben kann. Filterkaffee schneidet dabei am besten ab, gleiches gilt aber auch für den Instantkaffee. Nun wird weitläufig am häufigsten Filterkaffee getrunken und auch in Untersuchungen eingesetzt. Es dürften aber auch andere Zubereitungen einen ähnlichen Effekt haben. Der Zusatz von Milch oder Zucker hat dabei übrigens nur geringen bis keinen Einfluss, auch wenn man das im ersten Moment annehmen könnte.

Anders sieht es mit dem Koffein aus. Studien zeigen, dass Koffein als Einzelsubstanz einen positiven Effekt auf die Vermeidung von Diabetes Typ 2 hat, jedoch auch koffeinfreier Kaffee. Somit spielt zwar sicherlich mal wieder Koffein die Hauptrolle, jedoch scheinen auch weitere Substanzen im Kaffee für die präventive Wirkung mit verantwortlich zu sein.

Doch wie erklärt sich die offenbar positive Wirkung des Kaffeekonsums auf Diabetes Typ 2? Zum einen ist bekannt, dass speziell das Koffein zu einer moderaten Steigerung des Energieumsatzes führt. Durch den Kaffeekonsum werden also Kalorien zusätzlich verbraucht, die sonst in Form von Zucker im

Blut vorhanden wären und über kurz oder lang die Entstehung eines Diabetes Typ 2 begünstigen könnten.

Eine andere Theorie besagt, dass bereits im Dünndarm die Aufnahme von Zucker durch die im Kaffeegetränk enthaltenen Chlorogensäuren vermindert ist. Die Chlorogensäuren waren in einzelnen Studien dafür verantwortlich, dass bereits in der Leber gespeicherter Zucker nicht vorzeitig ins Blut abgegeben und der Blutzuckerspiegel nicht unnötig erhöht wird.

Besonders interessant ist aber die Frage, ob Kaffeeinhaltsstoffe die Aufnahme von Zucker in die Körperzellen unterstützen. Tatsächlich gibt es Hinweise darauf, dass die Wirkung und Funktion von Insulin durch Kaffeeinhaltsstoffe gesteuert werden kann. Zum einen geschieht dies durch eine Veränderung der Umgebungsbedingungen im direkten Umfeld der Körperzellen, durch die diese eine erhöhte Bereitschaft zeigen, Zucker aus dem Blut aufzunehmen. Zum anderen unterstützen Kaffeeinhaltsstoffe die Insulin-Anbindung an die Körperzelle, damit diese überhaupt für die Aufnahme von Zucker aktiviert wird.

Eine wichtige Rolle spielen dabei wieder die Antioxidantien im Kaffeegetränk. Diese Stoffe sind es, die dafür sorgen, dass der oxidative Stress und Entzündungsvorgänge in der Mikroumgebung der Körperzelle minimiert werden, sodass die zellulären Strukturen nicht unter einer »Mehrlast« arbeiten müssen, sondern über Kapazitäten für den Vorgang der Zuckeraufnahme verfügen.

Gerade der erhöhte Blutzuckerspiegel im Stadium vor oder auch während des Diabetes begünstigt die Entstehung von oxidativem Stress und entzündlichen Vorgängen. Aus Sicht der aktuellen Forschung kann Kaffee zwar nicht die Folgen falschen Ernährungsverhaltens ausgleichen, aber alles deutet in die Richtung, dass Kaffeekonsumenten bei ansonsten gleicher Lebensweise ein geringeres Risiko haben, an einem Diabetes zu erkranken, als Menschen, die keinen Kaffee trinken.

Leber

Die Leber ist ein zentrales Stoffwechselorgan. In ihr finden wichtige Prozesse statt, wie zum Beispiel die Entgiftung schädlicher Substanzen und die Umwandlung von überschüssigem Stickstoff in Form von Harnstoff, aber auch die Bildung wichtiger Enzyme und Eiweiße, unter anderem für die Blutgerinnung. Zudem speichert die Leber Kohlenhydrate und gibt diese in der richtigen Menge ins Blut, wenn gerade keine Nahrung zur Verfügung steht.

Die Gesunderhaltung der Leber sollte also von oberster Priorität sein, doch wird sie allzu häufig mit Alkohol, fettem Essen und Umweltgiften traktiert. Die Folge kann eine Leberzirrhose sein. Das bedeutet, dass durch entzündliche Vorgänge gesundes Lebergewebe verloren geht und durch Bindegewebe ersetzt wird, welches aber nicht die Funktionen der Leberzellen übernehmen kann. Die Leber wird immer weniger ihre Aufgaben erfüllen können. Man spricht dann auch von einer Leberinsuffizienz.

Kaffee und seine Inhaltsstoffe können auch hier eine positive Wirkung haben. Wie Studien mit Hundertausendenden Teilnehmern gezeigt haben, ist das Risiko bei Kaffeetrinkern, eine Leberzirrhose zu entwickeln, geringer als bei Abstinenzlern. Dies gilt bereits ab der ersten getrunkenen Tasse Kaffee. In diesem Fall gilt sogar der Grundsatz »Viel hilft viel!«, denn man hat beobachtet, dass das Risiko umso geringer ist, je höher der Kaffeekonsum. Interessanterweise kann dieser Effekt nicht beobachtet werden, wenn nur Koffein eingenommen wird. Ein deutlicher Hinweis dafür, dass in diesem Fall die zahlreich im Kaffee vorkommenden weiteren Inhaltsstoffe eine wichtige Rolle spielen.

Nun ist es so, dass sowohl durch chronischen Alkoholkonsum als auch durch Hepatitis-Viren hervorgerufene Leberentzündungen mit einem hohen Aufkommen an freien Radikalen einhergehen. Wie schon beschrieben kann Kaffee durch seinen hohen Gehalt an Antioxidantien freie Radikale wirksam bekämpfen. Die zerstörerische Wirkung der freien Radikale auf die Leberzellen wird durch die Antioxidantien im Kaffeegetränk also in Schach gehalten. Zudem konnten bereits Anzeichen entdeckt werden, dass auch die Kaffeeöle, Cafestol und Kahweol, die Aktivität von Enzymen hemmen, die für die entzündlichen Vorgänge verantwortlich sind. Die Kaffeeöle sind ebenfalls dafür verantwortlich, dass die entgiftenden Vorgänge in der Leber angekurbelt werden. Mehrere Studien belegen, dass sowohl die Menge an Entgiftungsenzymen durch Kaffeekonsum erhöht wird als auch die Aktivität dieser Enzyme. Gewissermaßen wird dadurch der leberschädigende Einfluss einer Vielzahl von Substanzen, dazu zählen Alkohol, Gifte von Schimmelpilzen und Medikamente, stark vermindert wird, da diese schneller wieder über den Urin ausgeschieden werden können.

Die generell schützende Wirkung von Kaffeegetränken für die Leber stellt sich ab circa 3 Tassen Kaffee ein. Aber auch geringere Mengen können, wie bereits erwähnt, einen positiven Effekt erzielen. Der genaue Zusammenhang, welche Substanzen neben den genannten für die schützenden Wirkungen des Kaffeegetränks verantwortlich sind, bleibt aber offen. Denn wie so oft zeigt gerade das komplexe Getränk mit einer Vielzahl von Inhaltsstoffen eine stärkere Wirkung, als es für einzeln getestete Substanzen der Fall ist.

Krebs

Das Trinken von Kaffee wird immer wieder mit verschiedenen Arten von Tumorerkrankungen in Zusammenhang gebracht. Wohlgemerkt gab es in der Vergangenheit verschiedene Untersuchungen, die bei der Entstehung von einzelnen Tumorarten einen Einfluss des Kaffeekonsums beobachtet hatten, und wiederum andere, die einen präventiven Effekt feststellten. Im Folgenden wird daher kurz auf die verschiedenen Tumorarten einzeln eingegangen.

Brustkrebs wurde in zahlreichen Studien untersucht. Eine der bekanntesten ist die »Nurse's Health Study« aus den USA, in der 238 000 Krankenschwestern über einen langen Zeitraum regelmäßig Auskunft über ihr Essverhalten, ihren Lebensstil und ihre Erkrankungen gaben. Innerhalb dieser Studie wurde festgestellt, dass die Teilnehmerinnen, die einen hohen Koffeinkonsum hatten, seltener an Brustkrebs erkrankten als solche, die wenig bis gar keinen Kaffee konsumierten. Eine weitere Studie aus Norwegen konnte dieses Ergebnis bestätigen. Dort zeigte sich der Effekt ab 5 Tassen Kaffee am Tag. Weitere Studien kamen zu demselben Ergebnis, wobei auch das Risiko, nach der Menopause an Brustkrebs zu erkranken, geringer war als bei den Nicht-Kaffeetrinkerinnen.

Weniger klar ist die Lage bei Dickdarmkrebs und Prostatakrebs. Hierzu konnte zwar immer wieder mal ein leichter Effekt von Kaffee auf die Entstehung beider Krebsarten verfolgt werden, allerdings war der Zusammenhang nicht so eindeutig wie beim Brustkrebs, sodass die Forscher nur einen minimalen bis gar keinen schützenden Einfluss von Kaffee konstatierten.

Anders sieht die Datenlage für Blasenkrebs aus. Eine Studie mit fast 8000 Teilnehmern zeigte, dass Kaffeekonsum von mehr als 5 Tassen täglich die Entstehung eines Blasenkarzinoms fördern könnte. Dieses Ergebnis konnte in verschiedenen weiteren Studien bestätigt werden, wobei auch interessanterweise die Menge an Kaffee, ab der das Risiko signifikant stieg, relativ ähnlich blieb.

Magenkrebs spielt in zahlreichen Studien selbstverständlich auch eine Rolle. Gerade weil Kaffeekonsum häufig in Zusammenhang mit überschießender Magensäure und Sodbrennen gebracht wird, wäre es gut denkbar, dass dies ähnliche Folgen nach sich zieht, wie eine chronische Magenschleimhautentzündung. Im Ergebnis konnte jedoch festgestellt werden, dass Kaffeegenuss keinen messbaren Einfluss auf die Entstehung von Magenkrebs hatte. Nur im Bereich des Eintritts der Speiseröhre in den Magen konnte tatsächlich in einer Studie ein Zusammenhang gefunden werden, dass Kaffeetrinker ein erhöhtes Risiko besitzen, dort ein Karzinom zu entwickeln. Allerdings spielen bei der Entstehung von Krebs auch noch zahlreiche weitere Faktoren eine Rolle, die inzwischen immer besser verstanden werden.

Weitere Studien zeigen, dass bei Eierstockkrebs und Bauchspeicheldrüsenkrebs weder ein positiver noch ein negativer Einfluss von Kaffeegetränken vorliegt.

Anders sieht es bei Leberkarzinomen aus. Wie die schon speziell für die Leber in diesem Buch beschriebenen Effekte erahnen lassen, kann Kaffeekonsum in Bezug auf Leberkrebs vorbeugend wirken. Es sind die gleichen Inhaltsstoffe, nämlich die Antioxidantien und Kaffeeöle, die einer Entartung von Leberzellen unterstützend entgegenwirken können. Denn eine Leberzirrhose ist in den häufigsten Fällen der Ausgangspunkt für ein Leberkarzinom. Man kann also durchaus sagen: A coffee a day, keeps the liver okay!

Parkinson

Parkinson stellt die zweihäufigste neurodegenerative Erkrankung des Nervensystems dar. Neurodegenerativ bedeutet, dass sie besonders durch die Alterung des menschlichen Körpers auftritt. So kommt es auch, dass ungefähr 1 Prozent der Menschen im Alter von über 60 Jahren von dieser Erkrankung betroffen sind und nur 0,3 Prozent der gesamten Bevölkerung. Umso interessanter ist daher, wie unser Lebensstil das Erkrankungsrisiko beeinflusst.

Unzweifelhaft existiert ein Einfluss der Gene auf die Entstehung der Krankheit. Genauso schwer wiegen aber auch Einflüsse der Umwelt. So wurde bei in den USA lebenden Afroamerikanern ein gleich hohes Auftreten von Parkinson beobachtet wie bei hellhäutigen Amerikanern. Interessant dabei war jedoch, dass gleichstämmige Verwandte in den Ursprungsländern in Afrika eine 5-fach geringere Häufigkeit von Parkinsonerkrankungen aufwiesen als ihre in den USA lebenden afroamerikanischen Verwandten. Es lässt sich natürlich viel darüber spekulieren, welche Faktoren der westlichen Lebensart nun dafür verantwortlich sind. Es liegen allerdings gut belegte Hinweise vor. So gelten potenzielle Nervengifte, wie einige Schwermetalle und auch Chemikalien (beispielsweise Pestizide), als negative Einflüsse.

Interessanterweise wurde für die Wachmacher des Alltags ein positiver und präventiver Einfluss entdeckt. Das gilt für Kaffee, Tee und interessanterweise auch für das in Tabak enthaltende Nikotin. Dieser präventive Einfluss des Nikotins wiegt allerdings sicher nicht die eindeutig gesundheitsgefährdenden Einflüsse des Tabakkonsums auf. Zumal Nikotin im Gegensatz zum Koffein ein klassisches Suchtmittel ist.

Anders sieht es für den Kaffee aus. Verschiedene Studien belegen ein bis zu 30 Prozent geringeres Risiko – und zwar lebenslang! – für Kaffeetrinker als für Nicht-Kaffeetrinker. Forscher haben dabei allerdings einen Unterschied zwischen Männern und Frauen entdeckt. Östrogen scheint hier eine entscheidende Rolle zu spielen, denn der präventive Effekt des Kaffees konnte nur bei Männern beobachtet werden und bei Frauen, die nicht unter Einfluss einer Hormontherapie (Verhütung oder Hormonersatztherapie nach der Menopause) standen.

Verantwortlich für die neuroprotektive Wirkung des Kaffees scheint sein bekanntester Inhaltsstoff zu sein, das Koffein. Es konnte nämlich gezeigt werden, dass koffeinfreier Kaffee keinen schützenden Effekt besitzt. So ist es auch zu erklären, dass ähnliche Effekte ebenso für Tee und Schokolade zu beobachten sind. Allerdings ist es dort nicht das Koffein, sondern das Theophyllin beziehungsweise das Theobromin, was für diese Wirkung verantwortlich ist. Jedoch stellt Koffein die wirksamste sowie am besten untersuchte Form dar und Kaffee gewährleistet eine hohe Aufnahme ohne zusätzliche Kalorien im Vergleich zu den häufig gesüßten Kakaoprodukten.

Von Studien mit Tee weiß man, dass ein neuroprotektiver Effekt zwar bei schwarzem Tee beobachtet werden kann, aber nicht bei grünem Tee. Da beide Koffein enthalten, scheinen durchaus auch noch andere Inhaltsstoffe ei-

9 Kaffee bietet Genuss in vielen Formen und Varianten.

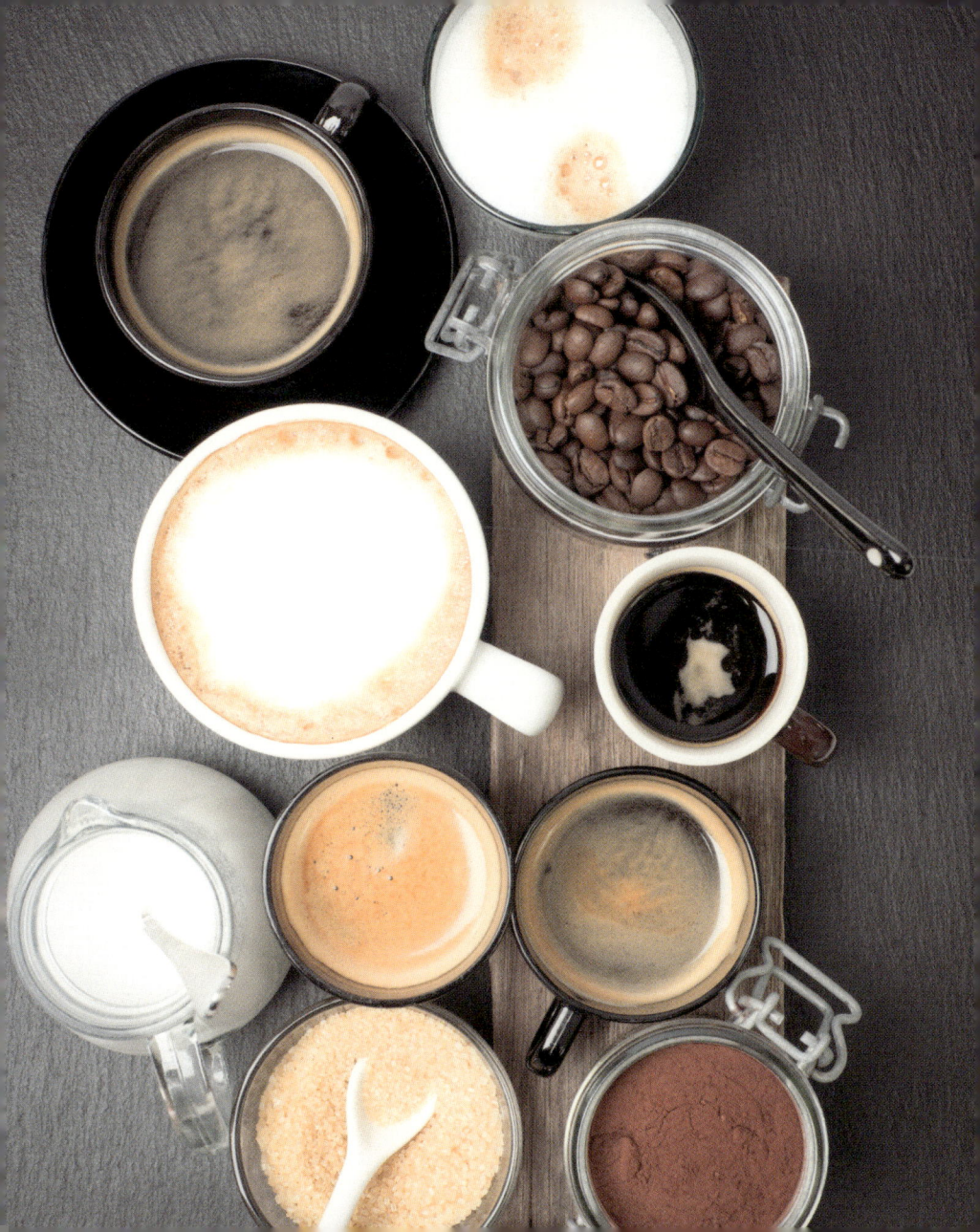

nen positiven Effekt haben zu können, der sich aber erst durch die Kombination im Getränk ergibt. Auch hier wird vermutet, dass die Antioxidantien sich günstig auf die Reduzierung von oxidativem Stress auswirken, der auch eine Rolle zu Beginn der Entstehung von Parkinson spielt. Da Kaffee einen sehr hohen Gehalt an Antioxidantien aufweist, könnte auch hier ein positiver Einfluss zu Beginn der Erkrankung von Bedeutung sein. Generell lässt sich sagen, dass die schützende Wirkung des Kaffees vor der Entstehung von Parkinson mit jeder getrunkenen Tasse Kaffee zunimmt.

Alzheimer

Demenzerkrankungen, und hierzu zählt Alzheimer neben anderen, sind die am weitesten verbreiteten Erkrankungen des Nervensystems. Wie bei vielen anderen Erkrankungen auch spielen bei der Entstehung von Alzheimer genetische Faktoren wie auch Umwelteinflüsse eine große Rolle. Auch wenn die genetische Ausstattung eines Menschen die Entstehung von Alzheimer begünstigt, so hängt ein tatsächliches Eintreten der Erkrankung maßgeblich davon ab, ob äußere Einflüsse dies begünstigen oder eher verhindern. Auch hier lohnt sich ein Blick auf den Lebensstil.

An der ersten Stelle der negativen Einflüsse stehen Substanzen, die sich als Nervengift auswirken. Dazu zählt Alkohol genauso wie synthetische Drogen, die über lange Zeiträume eingenommen wurden. Jedoch zählen ebenso ganz einfache Dinge wie Mangel an Bewegung, körperlich wie auch geistig, zu den Risikofaktoren. Auch die Ernährung spielt eine Rolle, unter anderem die Häufigkeit des Konsums von Kaffeegetränken. Wissenschaftler haben in groß angelegten Studien ein um 65 Prozent reduziertes Risiko für Personen entdeckt, die in ihrer mittleren Lebenszeit pro Tag 3–5 Tassen Kaffee getrunken haben.

Man muss allerdings klar festhalten, dass bislang keine eindeutige Studienlage vorliegt, was die Dosierung des Kaffees angeht. Ein moderater Konsum wird daher am ehesten empfohlen. Welche Inhaltsstoffe des Kaffees für die präventive Wirkung verantwortlich sind, wurde bislang vor allem im Labor erforscht. Diese Ergebnisse lassen sich selten komplett auf den Menschen übertragen, sondern liefern nur Anhaltspunkte.

Dennoch gibt es Hinweise, dass neben dem Koffein auch viele weitere Inhaltsstoffe eine positive Wirkung entfalten. So sind außer den ebenfalls schon oft genannten Antioxidantien an dieser Stelle auch die Kaffeeöle und das Trigonellin zu nennen. Während bei anderen Wirkungen das Koffein im Vordergrund steht, macht hier also gerade der Mix wieder den Unterschied.

Kaffeeinhaltsstoffe in anderen Produkten

Die in diesem Buch beschriebenen gesundheitsförderlichen Wirkungen von Kaffeegetränken und die damit im Zusammenhang stehenden Inhaltsstoffe bieten natürlich Raum für vielfältige Anwendungen auch in isolierter Form. Dies betrifft insbesondere das Koffein, das in Erfrischungsgetränken, in der Sporternährung wie auch in Kosmetika eingesetzt wird. Dabei handelt es sich in der Regel um synthetisches Koffein, da die industrielle Herstellung deutlich günstiger ist, als es aus pflanzlichen Rohstoffen zu extrahieren.

Erfrischungsgetränke und Energy-Drinks

Energy-Drinks variieren stark in ihrem Koffeingehalt. Die Stiftung Warentest hat die gängigsten Varianten untersucht (siehe Kasten). Das allgemeine Fazit lautet: Energy-Drinks heißen zu Recht so, denn sie liefern tatsächlich eine Menge Energie. Dafür verantwortlich ist jedoch nicht das Koffein, sondern der durchaus hohe Gehalt an Zucker. Das Koffein behält natürlich seinen wach machenden Effekt, doch die kraftspendende Wirkung wird durch den Zucker vermittelt.

Energy-Drinks eignen sich daher, im Gegensatz zu Kaffeegetränken, nicht dazu, die Flüssigkeitsbilanz in Balance zu halten und sind in der Regel nicht anders anzusehen als Softdrinks. Diese bilden eine weitere Kategorie koffeinangereicherter Lebensmittel. Bekannt sind hier die einschlägigen Cola-Getränke, jedoch gibt es inzwischen auch Varianten, die mit dem Geschmack anderer koffeinhaltiger Früchte aufwarten. Ein aktuelles Beispiel ist die aus Brasilien stammende Guaraná-Beere. Ein entsprechender Softdrink findet sich auf dem südamerikanischen Markt, und auch in deutschen Supermärkten wird die Geschmacksrichtung immer häufiger Erfrischungsgetränken beigemischt, teilweise mit entsprechendem Koffeinzusatz.

Nun bleibt zu sagen, dass auch Erfrischungsgetränke und Energy-Drinks mit Koffeinzusatz die in diesem Buch beschriebenen gesundheitsfördernden Effekte des im Kaffeegetränk natürlicherweise enthaltenen Koffeins vermitteln können. Denn entgegen weitverbreiteter Fehlannahmen gibt es auf dem Planeten Erde nur eine Form von Koffein, egal ob es aus einer pflanzlichen Quelle extrahiert wurde oder synthetischen Ursprungs ist – die chemische Struktur ist immer dieselbe.

Und trotzdem: jeglichem Energy-Drink fehlen selbstverständlich die weiteren wirkungsvollen Inhaltsstoffe des Kaffeegetränks. Somit stellen Energy-Drinks nur begrenzt eine Alternative dar. Ohnehin erreichen die meisten von ihnen nicht den Koffeingehalt einer üblichen Tasse Kaffee, wie die Tabelle zeigt.

Koffein und Zuckergehalte von Energy-Drinks im Vergleich zu Filterkaffee

	Koffein in mg/Lite	Zucker in g/Liter
NOS High Performance Energy Drink	560	105
Rockstar Energy Drink	315	139

Effekt High Quality Energy Drink	310	110
28 Black Energy Drink Acai	305	139
Mixxed up Energy Drink	305	102
Red Bull Energy Drink	305	106
Relentless Energy Drink	300	109
Rhino's Energy Drink	305	110
XL Energy Drink	305	107
Nature Energy Red Berry Acai	300	111
Flying Power Energy Drink	295	108
Billy Boy Macht an! Energy Drink	295	114
Monster Energy Energy Drink	290	113
Take Off Energy Drink Taurine	290	106
Energy Rocket Energy Drink	285	101
Mad Bat mb Bio Power mit Guarana	285	125
ok Energy Drink Green Apple	285	96
Halal Energy Drink	280	116
Hustler energizer Energetic Moments	220	110
Filterkaffee, ungezuckert	550	–
(aus Stiftung Warentest 09/2013, Seite 27)		

Sporternährung

Koffein findet sich ebenfalls in zahlreichen Sporternährungsprodukten wieder. Seit 01.01.2004 steht es nicht mehr auf der Dopingliste. So trifft man es sowohl in Getränken wieder, die speziell für sportlich aktive Personen entwickelt wurden, als auch in Fitness-Riegeln.

Fakt ist, dass es Personen gibt, die besser auf Koffein ansprechen als andere. Die Dosis sollte dazu mindestens 9 Milligramm pro Kilogramm Körpergewicht betragen. Ein ähnlicher Effekt wurde auch schon für Dosen zwischen 3–6 Milligramm pro Kilogramm Körpergewicht berichtet. Circa 30–60 Minuten nach der Einnahme tritt eine verzögerte Ermüdung ein, die Aufmerksamkeit und Reaktionsfähigkeit sind jedoch erhöht. Höhere Dosierungen von mehr als 9 Milligramm pro Kilogramm Körpergewicht führen allerdings zu keiner deutlichen Verbesserung und können sogar kontraproduktiv sein, gerade bei empfindlichen Personen.

Ein Gewöhnungseffekt ist auch für die Anwendung im Sport festzustellen. Die Einnahme in isolierter Form ist wirkungsvoller als die Einnahme über ein Kaffeegetränk oder einen Riegel. Eine Anwendung kann bei Ausdauersportarten wie auch bei Teamsportarten Erfolge zeigen. Im Kraftsport hingegen existieren keine eindeutigen Belege, dass Koffein die Leistungsfähigkeit steigert.

Kosmetika

Auch in Kosmetika wird Koffein eingesetzt. Insbesondere in Haar- und Hautpflegeprodukten. Koffein besitzt gefäßerweiternde Eigenschaften. So versprechen entsprechende Hautpflegeprodukte, Augenringe verschwinden zu lassen und einen glättenden Effekt zu haben. Tatsächlich kann diese äußere Anwendung kurzfristige Erfolge erzielen und speziell um die Augen durch die gefäßerweiternde Wirkung frischeres Aussehen vermitteln. Allerdings ist dieser Effekt nur von kurzer Dauer, da sich nach einer gewissen Zeit wieder die normale Gefäßspannung einstellt.

Eine andere Anwendung findet sich in Shampoos, die mit Koffein angereichert wurden. Hier gehen die Versprechen von der Reaktivierung der Haarwurzeln für eine vollere Haarpracht bis zu einem generell verbesserten Pflegeeffekt. Koffein hat tatsächlich die Eigenschaft, Feuchtigkeit zu binden. Dies kann gerade bei Personen, die zu einer trockenen Kopfhaut neigen, die Haarstruktur etwas verbessern. Der Einfluss von Koffein auf den Haarwuchs ist hingegen bislang soweit belegt, dass Koffein-Shampoo die Lebensdauer eines Haars etwas verlängern kann, aber nicht dazu führt, dass neue Haare wachsen. Zu große Erwartungen könnten daher schnell enttäuscht werden.

Zubereitung von Kaffeegetränken

Mit der Zubereitung von Kaffeegetränken ist es wie mit dem Geschmack: Die Vielfalt ist unendlich groß und die Vorlieben von Person zu Person und von Kultur zu Kultur unterschiedlich. Aber es gibt natürlich auch einige grundsätzliche Gesetzmäßigkeiten, die Kaffee und auch sämtliche Zutaten nun einmal so mit sich bringen. Es handelt sich ja im Wesentlichen immer um einen wässrigen Extrakt, der einmal zubereitet auf verschiedenste Weise noch weiter veredelt werden kann, zum Beispiel mit Milch, Milchschaum, Likören oder Aromen. Dazu findet sich eine große Auswahl im Rezeptteil. Auf den folgenden Seiten stehen schon mal ein paar grundsätzliche wissenswerte Informationen zur Zubereitung.

In der Tasse

Zunächst sollten Kaffeepulver bzw. Kaffeebohnen nach denselben Regeln aufbewahrt werden, wie sie für die Verpackung in der Fabrik genannt wurden. Das bedeutet in einer licht- und luftdichten Dose sowie möglichst kühl. Auch der Kühlschrank ist ein geeigneter Aufbewahrungsplatz.

Für die Zubereitung gilt es noch Folgendes zu beachten: Mit dem Siedestempel kann der Mahlgrad des Kaffeepulvers etwas gröber sein, während es für Espresso besonders feines Pulver sein darf. Bei den gängigen Kaffeemaschinen verwendet man hingegen am besten einen mittleren Mahlgrad.

Das für die Zubereitung verwendete Wasser ist neben der Technik einer der

Faktoren, welcher nicht vom Hersteller des Kaffeepulvers beeinflusst werden kann, sich aber stark auf das Getränk auswirkt. Ideal ist Wasser mit einem pH-Wert von 7 und einer Härte zwischen 8 und 9. Zu hartes Wasser neutralisiert die Säuren im Kaffee zu stark, während zu weiches sie zu kräftig durchscheinen lässt. Für den perfekten Kaffeegenuss kann man also durchaus auch mal eine Flasche stilles Mineralwasser testen. Auch sollte kein kochendes Wasser zum Aufbrühen verwendet werden, sondern das Wasser lieber noch eine Minute abkühlen lassen, sodass es noch eine Temperatur über 90 Grad Celsius hat.

Mit ein wenig Kenntnis über die richtigen Zubereitungsmethoden kann auch die Technik den Kaffeegenuss nicht mehr trüben. Für den kräftigen **Espresso** oder **Caffee Crema** gibt es mehrere Möglichkeiten. Neben den in den meisten Kaffeebars zur Geltung kommenden Vollautomaten können zu Hause Kapselmaschinen oder auch Siebträgermaschinen zum Einsatz kommen. Auch gibt es inzwischen schon leistungsfähige Vollautomaten für den Heimgebrauch. Eine einfache Variante sind die Espressokocher für den Herd, genau genommen ist das Produkt allerdings ein **Mokka**, da die für den Espresso typische Crema fehlt. Weitere Varianten sind der **Lungo**, ein verlängerter Espresso mit doppelt so viel Wasser, und der **Ristretto**, mit der gleichen Menge Pulver, aber nur halb so viel Wasser.

Eine beliebte Alternative ist der klassische **Filterkaffee**. Hier haben sich inzwischen verschiedene Padmaschinen durchgesetzt, da sie gleichbleibende Qualität liefern und gut portionierbar sind. Größere Mengen sind nach wie vor mit der klassischen Filtermaschine zu bewerkstelligen. Diese sind günstig zu haben und liefern ein gutes Preis-Leistungs-Verhältnis. Hier lohnt es sich, mit verschiedenen Temperaturen, Wasser und Mahlgraden zu experi-

10 Nostalgischer, stilvoller Genuss: ein frischer Mokka,
zubereitet auf dem heimischen Herd.

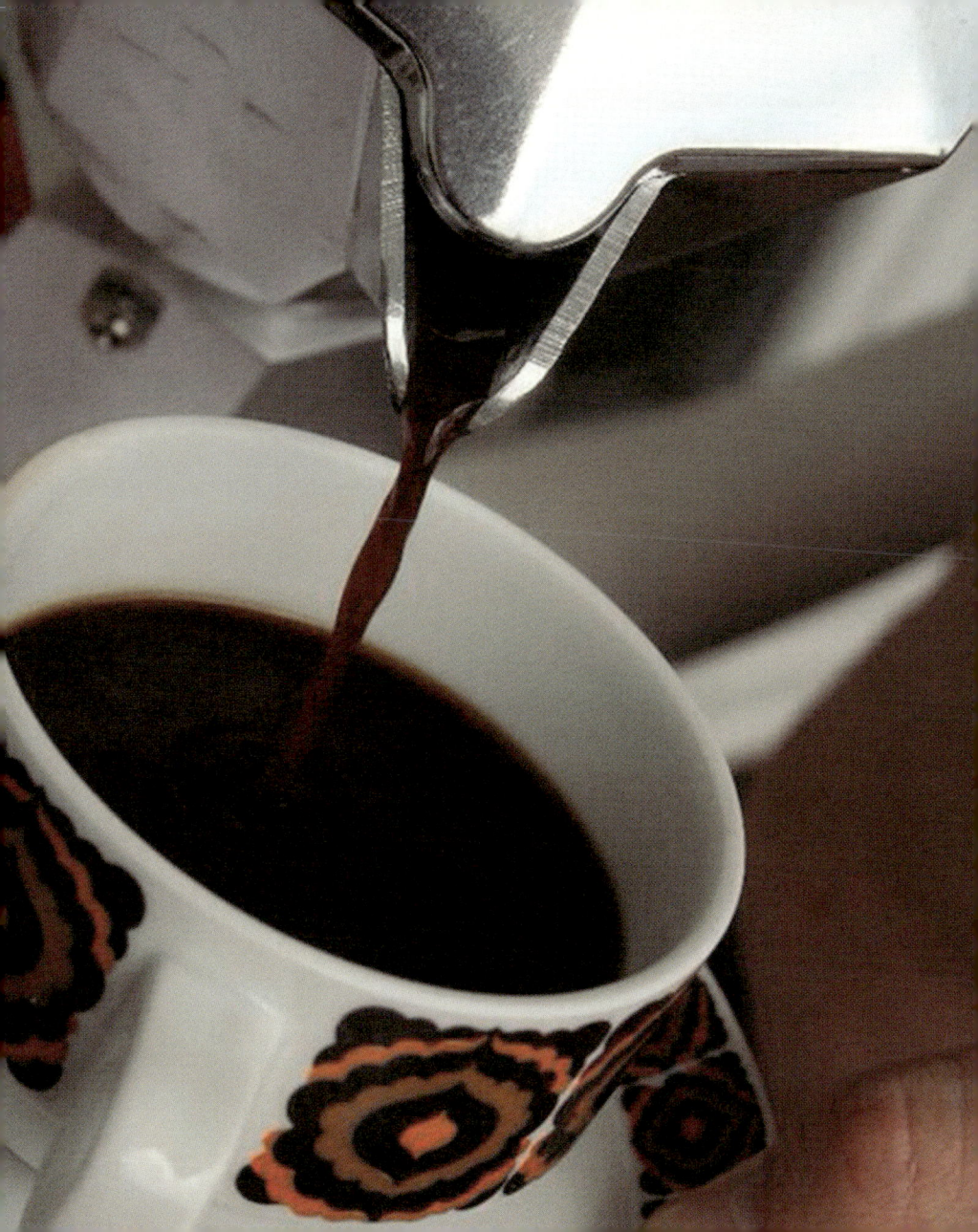

mentieren. Auch eine eigene Kaffeemühle kann in diesem Fall eine lohnende Investition sein.

Bleiben noch die verschiedenen Varianten mit Milch im Kaffee oder Kaffee in der Milch. **Latte macchiato** lässt sich am besten zubereiten, indem drei Viertel heiße Milch und ein Viertel Milchschaum in ein hohes Glas gegeben werden und anschließend darauf ein vorschriftsmäßiger Espresso geruhsam gegossen wird. Der **Macchiato** ist dagegen ein Espresso mit wenigen Tropfen Milch und einer kleinen Schaumkrone, während **Café au lait** je aus einem Teil Filterkaffee und einem Teil heiße Milch besteht, mit noch etwas Milchschaum obendrauf. Diese und weitere Varianten sind im Rezeptteil zu finden.

Egal für welche Variante Sie sich entscheiden, für den perfekten Milchschaum sollten Sie Folgendes beachten:

Wichtig für die Schaumbildung ist der Eiweißgehalt der Milch. Dieser sollte zwischen 3,4 und 3,6 Prozent liegen. Der Fettgehalt ist hingegen eher unwichtig, es funktioniert also auch mit magerer Milch. Die Milch sollte direkt aus dem Kühlschrank kommen und dann auf ungefähr 65 Grad Celsius erhitzt werden. Auf keinen Fall kochen lassen! Diesen Punkt erreicht man, wenn bereits ein wenig Dampf über der Milch aufsteigt. Nun kommt es drauf an: Sollten Sie keinen Vollautomaten mit Milchschäumer besitzen, empfiehlt sich ein Handschäumer, welcher durch schnelles und kräftiges Hoch- und Runterdrücken eines Stempels aus feinporigem Kunststoff Luft unter die Milch bringt. Inzwischen existieren auch elektrische Varianten dieser Art. Eine Alternative bieten Batteriequirls, welche allerdings sehr leistungsfähig sein sollten, um das gleiche Ergebnis zu erzielen.

Wer einen Vollautomaten mit Milchschäumer besitzt, sollte wie folgt vorgehen: Zu Beginn nur die Spitze der Düse in die Milch stecken, sodass ein hörbares Sauggeräusch entsteht, so kommt genügend Luft in die Milch. Ist die gewünschte Menge Schaum erreicht, die Düse einfach etwas tiefer stellen, sodass sie den Schaum etwas feiner verrührt.

Mensch oder Maschine – der Einfluss auf die Inhaltsstoffe

An dieser Stelle sei noch etwas gesagt über die verschiedenen technischen Möglichkeiten der Zubereitung von Kaffeegetränken. Inzwischen ist der Kaffee einem gewissen Lifestyle unterlegt und die Anbieter von Kaffee haben erkannt, dass sich mit dem Angebot eigener Kaffeemaschinen und bestimmten Geschmacksrichtungen neue Kunden gewinnen und alte besser binden lassen.

Die ursprünglichste Art der Zubereitung ist nach wie vor der einfache Aufguss. Das Kaffeepulver wird in die Tasse gegeben und nur mit heißem Wasser übergossen. Anschließend sinkt das Kaffeepulver zu Boden und der Kaffee kann getrunken werden. Hier findet sich nun alles unverfälscht wieder, was die geröstete Bohne zu bieten hat. Natürlich auch die fettlöslichen Kaffeeöle, welche bei dieser Art des Aufbrühens auch als winzige Fetttröpfchen an der Oberfläche sichtbar werden können. Da diese Inhaltsstoffe im Verdacht stehen, bei manchen Personen zu einer Erhöhung des Cholesterinspiegels beizutragen, lässt sich der Aufguss ebenfalls unter Einsatz eines Filters durchführen. Dazu wird das Kaffeepulver in einen Filter gegeben und dann mit heißem Wasser übergossen. Der Durchfluss landet dann in einer Tasse und ist frei von Schwebstoffen und Kaffeeölen. Bis hier ist keine Maschine vonnöten und alle wertgebenden Inhaltsstoffe wie auch Aromastoffe bleiben im Getränk enthalten.

Eine besondere Zubereitungsart, die durchaus eine aufwendige Apparatur benötigt, ist hier noch zu nennen. Beim sogenannten »Cold Drip Coffee« wird der Kaffee tropfenweise extrahiert. Dazu wird aus einem Wasserreservoir, das sich über dem Kaffeepulver befindet, Tropfen für Tropfen freigesetzt, sodass man über einen Zeitraum von mehreren Stunden einen sprichwörtlich »kalten Kaffee« erhält, der weniger Säure und Bitterstoffe enthält.

Verfeinern lässt sich das Ergebnis, sowohl was die persönliche Geschmackspräferenz als auch die Verträglichkeit angeht, mit einer üblichen Filtermaschine, einem Mokkatopf oder auch einer Espressomaschine. Also mit jeglicher Art von technischer Hilfe, die immer noch das fertig oder auch selbst gemahlene Pulver verwertet. Es hängt lediglich von der Zeit und dem Röstgrad der gemahlenen Bohnen ab, wie gehaltvoll an Aromastoffen und gesundheitsfördernden Substanzen, aber auch möglichen Reizstoffen der Durchlauf am Ende ist. In Abhängigkeit von der Durchlaufzeit gilt also folgende Reihenfolge von lang nach kurz:

»Cold Drip Coffee« → Filtermaschine → Aufguss mit Filter → Einfacher Aufguss in der Tasse → Mokkatopf/Espressotopf → Espressomaschine/Kapsel- und Padsysteme

Da bei Pad- und Kapselsystem kein individueller Einfluss auf die Auswahl der Bohne besteht, diese aber häufig wegen ihrer geschmacklichen Variationen und praktikablen Anwendung bevorzugt werden, gilt es abzuwägen, ob man sich an einen Röster seines Vertrauens wendet und so möglichst viel über die Herkunft und Qualität der Kaffeebohnen erfahren kann oder auf die Qualitätsversprechen der praktisch verpackten und anwendbaren Pad- und Kapselanbieter vertraut.

Letzen Endes sind die in diesem Buch aufgeführten gesundheitlichen Aspekte des Kaffees durch alle Arten der Zubereitung erfahrbar, allerdings bieten eine heimische Kaffeemühle und die eigene Zubereitung die größten Möglichkeiten, den eigenen Geschmack zu treffen und ein unverfälschtes Kaffeegetränk nach den eigenen Vorstellungen zu erhalten.

Kapsel rein »Und Tschüss!« – Umweltaspekte
So praktisch die Zubereitung durch Kapselsysteme auch sein mag, so wenig nachhaltig ist sie. Die Kapseln bestehen meist aus Plastik oder Aluminium. Im Vergleich zu größeren Verpackungseinheiten, zum Beispiel von Pulverkaffee, ist hier also ein wesentlich höherer Materialeinsatz nötig. Die Kapseln aus Plastik haben im Vergleich zu Aluminiumkapseln den Nachteil, dass sie das Aroma während längerer Lagerung nicht so gut halten und nicht so hohem Druck bei der Extraktion standhalten. Das Aluminium hingegen erfüllt diese Eigenschaften und ließe sich sogar sehr gut recyceln, wenn die Kapseln nicht auch noch aus weiteren Kunststoffkomponenten bestünden.

Sofern die Kapseln durch bewusste Konsumenten überhaupt im gelben Sack landen würden, müsste das Aluminium als noch aufwendig getrennt werden, was de facto nicht der Fall ist. Somit gelangt es in die thermische Verwertung. Dies ist ärgerlich, zumal die Aufbereitung von Neualuminium ein höchst aufwendiger chemischer Prozess ist und nicht selten zulasten der Umwelt stattfindet. Die verlorenen Kapseln sind also in doppelter Hinsicht wenig nachhaltig.

Doch es gibt auch positive Beispiele: Ein Hersteller in der Schweiz hat ein System eingerichtet, bei dem die Kapseln zu Hause bei den Konsumenten abgeholt werden und somit wiederverwertet werden können. Auch existieren wiederbefüllbare Kapseln für einige Systeme.

Zuletzt bleibt immer noch die Möglichkeit, öfters auch mal eine schmackhafte eigene Kreation zuzubereiten. Lassen Sie sich im Rezeptteil inspirieren.

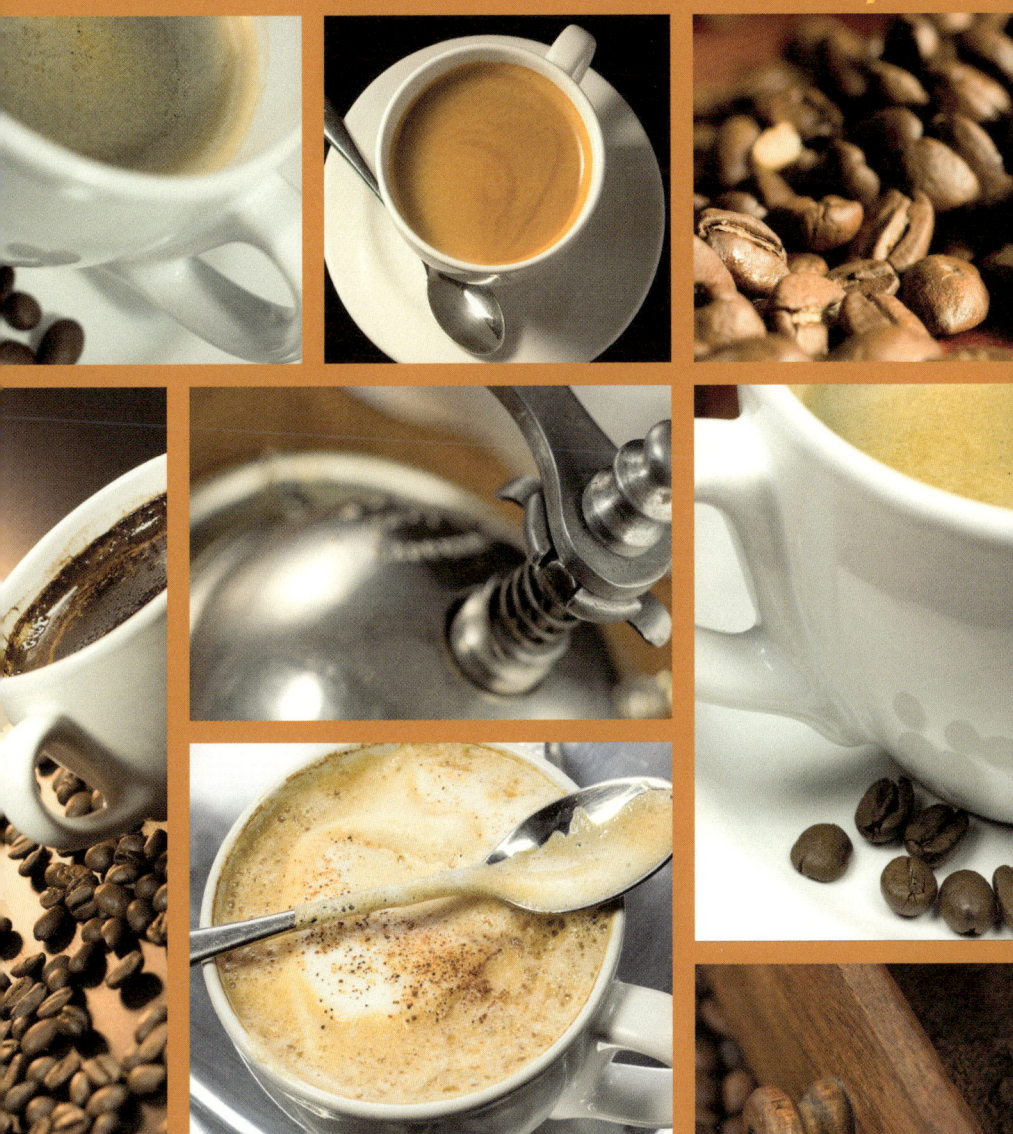

Rezepte

Die Vielfalt der Kaffeezubereitungen ist so groß wie sein Verbreitungsgebiet. Jedes Land, jede Kultur und jede Region hat sich auf ihre traditionelle Art und Weise im Reich des Kaffees verewigt. Vielfach gleichen sich die unterschiedlichen Zubereitungsarten auf den ersten Blick, da durch die Eroberungszüge der Osmanen, das Kolonialzeitalter und durch Kriege oder andere große Ereignisse in der Geschichte das Wissen um Kaffee und seine Vielfalt immer wieder an neue Orte gelangt ist.

Die kleinen Abwandlungen, die sich daraus ergeben haben, können aber immer wieder ein neues Geschmackserlebnis hervorrufen. Man genießt schließlich mit allen Sinnen. So kommt es bisweilen darauf an, dass unterschiedliche Tassen verwendet werden, der Mahlgrad des Pulvers sich unterscheidet oder die Art zugesetzter Gewürze, Liköre oder Schnäpse. Am Ende gibt es eine nahezu unbegrenzte Anzahl von Möglichkeiten, die gesundheitlichen Vorteile des Kaffees mit dem einzigartigen Genuss zu verbinden. Im Folgenden ist eine Auswahl von Rezepten und Zubereitungen geboten, denen man in verschiedenen Regionen der Erde immer wieder begegnet. Die Rezepte für Kaffeegetränke sind bis auf wenige Ausnahmen für eine Zubereitungsmenge von einer Tasse beschrieben und können so einfach hochgerechnet werden. Lassen Sie sich inspirieren und vielleicht fällt Ihnen beim Genießen eine ganz eigene Kreation ein!

Drei Dinge gehören zu einem guten Kaffee:
erstens Kaffee, zweitens Kaffee
und drittens nochmals Kaffee.

Alexandre Dumas

Österreich

Almkaffee

Der Almkaffee ist eine klassische österreichische Erfindung und wird auch Gebirgskaffee genannt. Bei dieser Variante werden dem Kaffeegetränk Schlagsahne, Eigelb und Obstschnaps hinzugefügt. Ein mögliches Rezept:

Kaffeepulver für eine Tasse Kaffee
Schlagsahne
1 Eigelb
25 ml Milch
10 ml Obstschnaps oder Eierlikör
eine Prise Kakao oder Zimt

Den Kaffee wie gewohnt zubereiten. Das Eigelb mit der Milch verquirlen und auf dem Herd erhitzen, aber nur bis kurz vor den Kochpunkt. Dann den Obstschnaps hinzugeben. Anschließend den Kaffee dazugeben und noch mit etwas Zucker abschmecken. Das Ganze dann in Tassen servieren – mit Sahne on top. Mit etwas Zimt oder Kakao bestäuben, wenn gewünscht. Wahlweise kann die Milch auch zu Beginn mit etwas Gewürznelken und Zimt aufgekocht werden.

Biedermeier

Österreicher bezeichnen einen Kaffee, der mit Biedermeierlikör und Schlagsahne verfeinert wurde, als Biedermeier. Dieser spezielle Likör kann auch selber hergestellt werden, indem man Eierlikör mit Marillenlikör abschmeckt. Es kann aber auch einfach Marillenlikör verwendet werden. Die Zubereitung ist wie folgt:

Kaffeepulver für eine Tasse starken Kaffee
Zucker
Schlagsahne
10 ml Biedermeierlikör oder Marillenlikör

Den Kaffee wie gewohnt zubereiten und mit dem Zucker wie gewünscht abschmecken. In einer Tasse mit doppeltem Volumen wird dann eine kräftige Sahnehaube obendrauf gesetzt und anschließend der Likör über die Sahne gegeben.

Doppelmokka

Doppelmokka ist kein klassischer Mokka (siehe Mokka), sondern so heißt die österreichische Spezialität, die mit der doppelten Menge Kaffeepulver bei gleichem Anteil Wasser zubereitet und in einer großen Mokkaschale serviert wird.

12 Auch als Kaltgetränk gibt es Kaffee in vielen Variationen. Es muss nicht immer Vanilleeis sein …

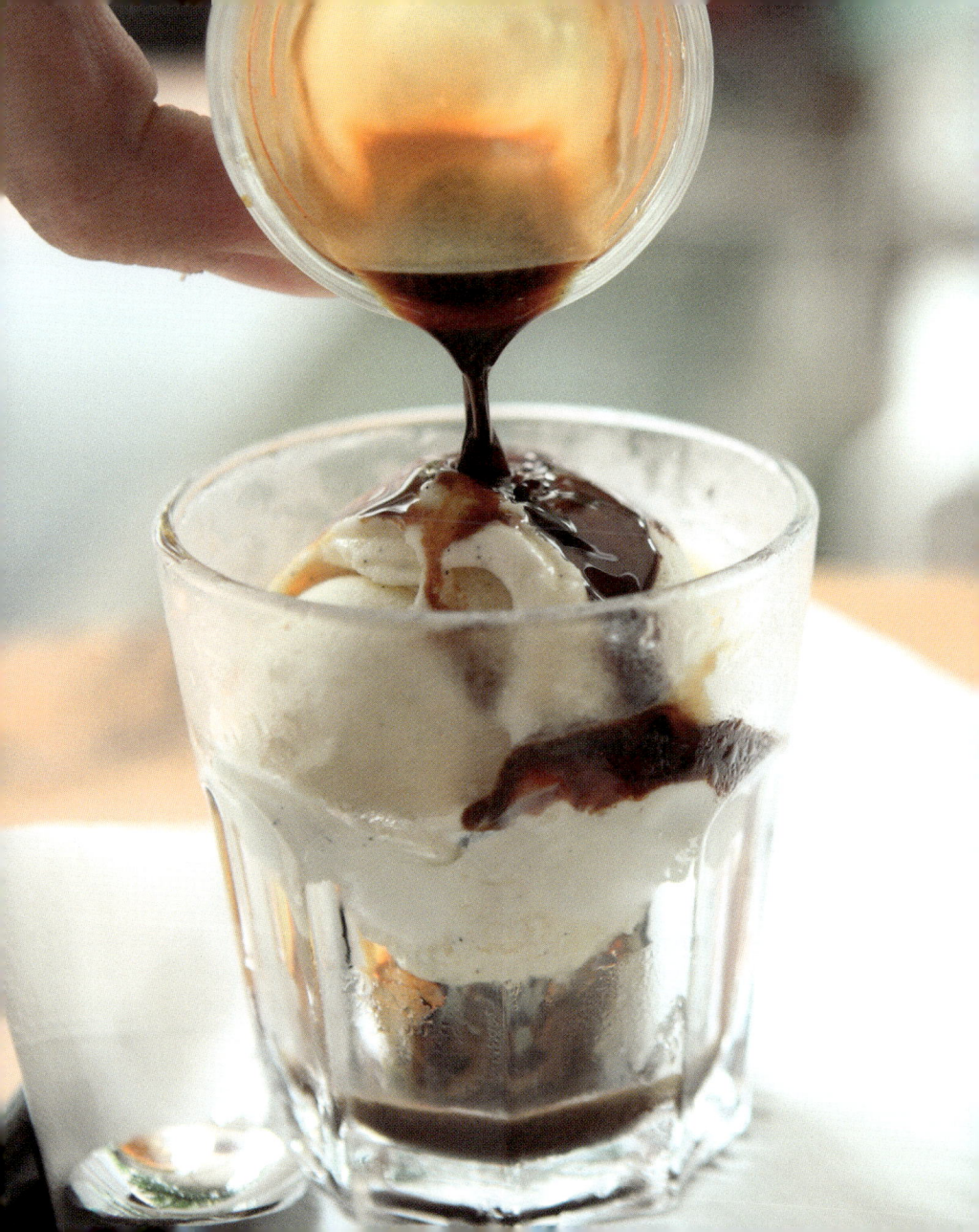

Einspänner

Der Einspänner ist auch als Kaffee Wiener Art bekannt und stellt ein öster-
reichisches Heißgetränk dar, das mit Schlagsahne bedeckt und wahlweise
mit Puderzucker bestäubt wird. Der Kaffee wird traditionellerweise in einem
Henkelglas serviert. Man rührt die Sahne nicht unter, sondern trinkt den Kaffee durch die Sahnehaube.

Eiskaffee englischer Art

Der Eiskaffee englischer Art ist eine kalte Kaffeespezialität, die aber in Österreich getrunken wird. Dazu füllt man ein großes Glas bis zu einem Drittel mit
Kaffee auf, fügt dann bis zum zweiten Drittel Eis zu (zum Beispiel Vanille-
oder Walnusseis) und füllt das letzte Drittel mit Schlagsahne auf.

Eiskaffee Wiener Art

Der Eiskaffee nach Wiener Art besteht aus Eiscreme, aus Eigelb, kaltem Kaffee und Sahne. Man benötigt:

1 Kugel Vanilleeis
1 geschlagenes Eigelb
Ein abgekühlter Espresso
Schlagsahne

Das Eis wird gemeinsam mit dem geschlagenen Eigelb in ein schmales Glas
gegeben und der abgekühlte Espresso darübergegossen. Anschließend mit
Schlagsahne verzieren. Wahlweise mit ein wenig Kakao oder Schokoraspeln
bestreuen.

Fiaker

Der Fiaker ist eine typisch österreichische Kaffeespezialität. Er wird in einem Glas oder einer Schale serviert. Man verwendet dazu klassischerweise Mokka mit Zucker, angereichert mit Kirschwasser, Rum oder Sliwowitz. Mit Schlagsahne verfeinern. So geht's:

Pulver für eine Tasse Kaffee oder Mokka
10 ml Kirschwasser, Rum oder Sliwowitz
Zucker
Schlagsahne

Den aufgekochten Kaffee einfach zusammen mit dem Kirschwasser, Rum oder Sliwowitz vermischen und mit Zucker abschmecken. Obendrauf einen Löffel Schlagsahne.

Franziskaner

Den Franziskaner trinken die Österreicher als sehr lichte Melange, die mit Schlagsahne und Schokostreuseln verfeinert wird. Das geht so:

1 Espresso
Gleiche Menge warme Milch
Schlagsahne
Schokostreusel

Einfach den Espresso in die warme Milch in einem Henkelglas gießen und dann mit Schlagsahne verzieren. Obendrauf Schokostreusel.

Gespritzter

Als Gespritzter wird in Österreich ein schwarzer Kaffee serviert, der mit Weinbrand oder Rum verfeinert ist, wobei die zugesetzte Menge je nach Geschmack variieren kann.

Großer Brauner

Der Große Braune ist ein in einer großen Schale servierter doppelter Mokka mit Schlagsahne.

Großer Schwarzer

Ein Großer Schwarzer oder großer Mokka ist ein in einer großen Schale servierter doppelter Mokka. Es ist die sahnefreie Variante des Großen Braunen.

Häferlkaffee

Der Häferlkaffee wird in einem Häferl und nicht in einer Tasse serviert und meistens mit viel Milch. Es wird normaler Filterkaffee verwendet. In Zeiten, in denen echter Kaffee knapp war, wurde auch Ersatzkaffee für den Häferlkaffee verwendet.

Intermezzo

Diese Variante ist eine österreichische Spezialität. Ein kleiner Mokka-Kaffee wird mit Likör (z. B. Creme de Cacao) und etwas heißer Schokolade veredelt. Anschließend wird mit Schlagsahne und Schokoraspeln dekoriert.
Ein einfaches Rezept geht wie folgt:

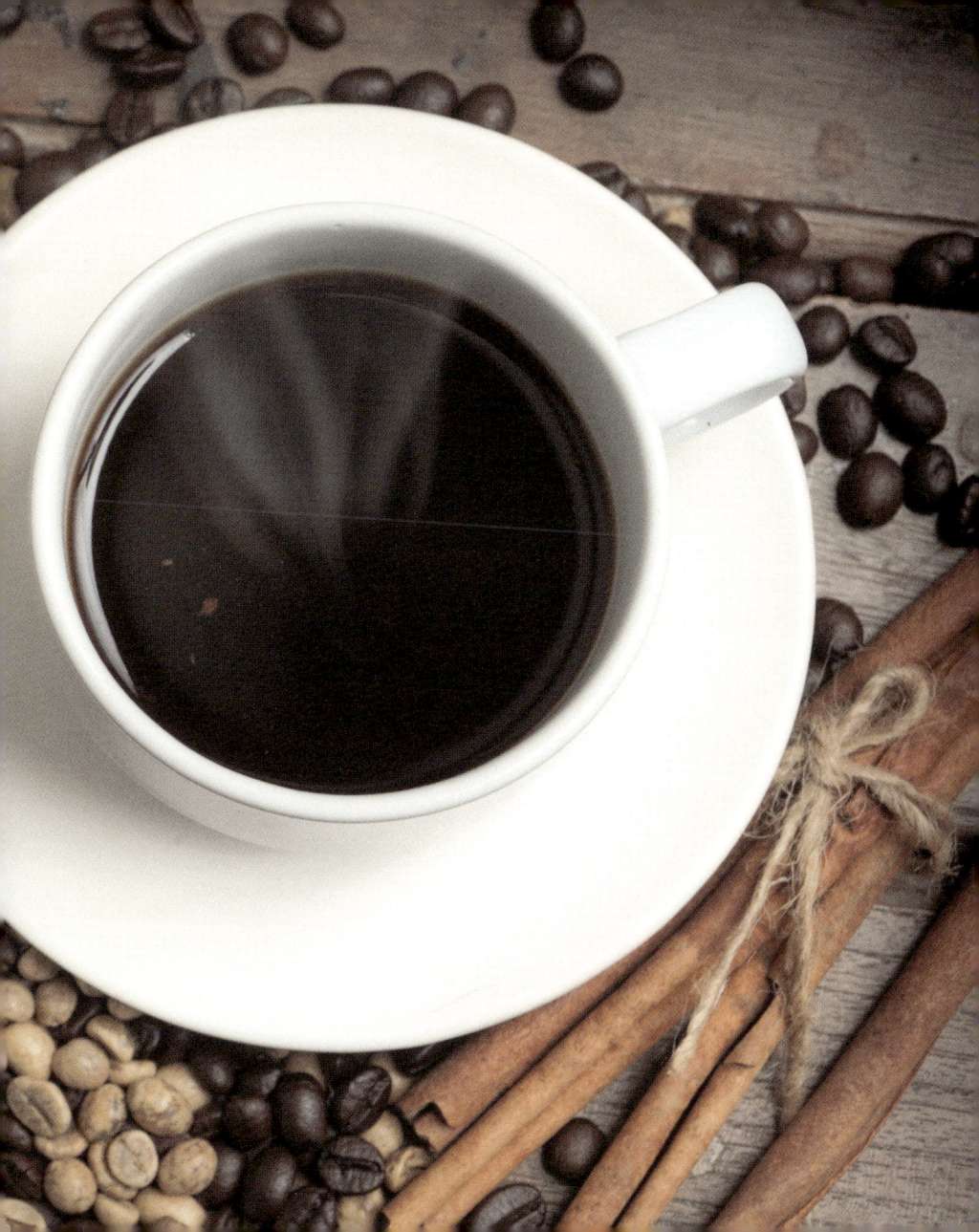

Pulver für eine Tasse Kaffee/Mokka
25 g Zartbitterschokolade
10 ml Creme de Cacao
Schlagsahne

Den Kaffee/Mokka aufkochen. Ein paar Raspeln von der Schokolade hobeln und zur Seite legen. Die restliche Schokolade mit dem Likör in eine Tasse geben und mit dem heißen Kaffee übergießen. Obendrauf etwas Schlagsahne und die Schokoraspeln.

Kaffee Kirsch

Der Kaffee Kirsch ist ein Kaffee mit einem Schuss Kirschwasser und ist so einfach zuzubereiten, wie es sich anhört. Einfach den Kaffee mit Kirschwasser nach Belieben abschmecken.

Kaffee Obermeier

Man könnte sagen, Kaffee Obermeier sei einfach nur Kaffee mit Sahne. Aber in Österreich wird gut gekühlte Schlagsahne über den Löffelrücken in einen schwarzen Kaffee gleiten gelassen. Für gutes Gelingen hier die Vorgehensweise:

Pulver für eine Tasse Kaffee
Zucker
Schlagsahne

Den zubereiteten Kaffee zuckern und gut umrühren, bevor die Sahne hinzugegeben wird. Die Schlagsahne dann mit dem Löffelrücken aufnehmen und über die Tasse halten, bis die Schlagsahne in den Kaffee gleitet. Die Schlagsahne vermischt sich auf diese Weise kaum mit dem Kaffee in der Tasse, sondern erst während des Trinkens im Mund, was für ein besonderes Geschmackserlebnis sorgt.

Kaffee Verkehrt

Kaum zu glauben, aber Kaffee Verkehrt besteht einfach aus zwei Dritteln Milch und einem Drittel Mokka oder Kaffee. Wird häufig in einer Schale serviert.

Kaisermelange

Eine Kaisermelange besteht aus einem großen Mokka mit Eigelb, Cognac und Honig. So wird er zubereitet:

Pulver für eine Tasse Kaffee
1 Eigelb
Honig oder Zucker
20 ml heiße Milch
10 ml Cognac oder Rum

Den Kaffee aufkochen und das Eigelb währenddessen schlagen. Dann den Kaffee mit Honig/Zucker süßen und mit der heißen Milch mischen. Das Eigelb unterrühren und mit Cognac oder Rum abschmecken.

Kapuziner

Der Kapuziner ist ein kleiner Mokka, der statt Schlagsahne (wie der Große Braune) mit etwas flüssiger Sahne verfeinert wird.

Katerkaffee

Der Katerkaffee soll nach einer langen Nacht dem Kater auf die Sprünge helfen. Er besteht aus einem starken Mokka, der mit Zuckerwürfeln gesüßt wird, die zuvor an einer unbehandelten Zitronenschale gerieben wurden.

Kleiner Brauner

Ein Kleiner Brauner ist der kleine Bruder vom Großen Braunen – ein Mokka mit etwas Milch oder Sahne. Die Sahne oder Milch wird häufig separat serviert.

Kleiner Schwarzer

Ein Kleiner Schwarzer ist ein einfacher, kleiner Mokka ohne alles.

Konsul

Der Konsul ist ein Mokka mit etwas Schlagsahne.

Kosakenkaffee

Der klassische Kosakenkaffee wird in einem Einspännerglas serviert. Er besteht aus einem kleinen Mokka, der mit Rotwein, Wodka und flüssigem Zucker versetzt wird. So wird's gemacht:

20 ml Wodka
100 ml guten Rotwein
Kandiszucker
Pulver für eine Tasse Kaffee

Den Wodka mit Wein und dem Kandiszucker mischen und vorsichtig auf der Herdplatte erhitzen, bis der Zucker schmilzt. Das Gemisch dann bei schwacher Hitze 10 Minuten sieden lassen, aber nicht kochen. Währenddessen den Kaffee aufkochen und anschließend dem Wein/Wodka/Zucker-Gemisch zugeben, mischen und im Glas servieren.

Maria Theresia
»Maria Theresia« wird ein doppelter Mokka mit Orangenlikör, Zucker und Schlagsahne genannt. Das Getränk wird in einem Stielglas serviert. Hier ein Rezeptvorschlag:

Pulver für eine Tasse Mokka (alternativ auch ein Espresso)
25 ml warme Milch
Zucker
20 ml Orangenlikör
Schlagsahne

Den Kaffee in einem Stielglas mit der Milch verrühren und mit Zucker abschmecken. Dann den Orangenlikör hinzugeben und Schlagsahne daraufsetzen. Wer möchte, kann noch Schokostreusel daraufstreuen.

Marghiloman

Der Marghiloman ist ein Mokka, der mit 10–20 ml Cognac verfeinert wird.

Mazagran

Der Mazagran ist ein kalter und gesüßter Kaffee, der mit Cognac und/oder Maraschino auf Eisstückchen zubereitet wird. Diese Variante ist nach der Stadt Mazagran in Algerien benannt. Es gibt daher auch eine französische Variante, den Café brûlot. Die Zubereitung ist einfach:

Pulver für eine Tasse Kaffee/Mokka
Eiswürfel
20 ml Cognac
20 ml Maraschino
Zucker

Den Kaffee/Mokka aufkochen und die Eiswürfel in ein Glas geben. Dann den Kaffee darübergießen und den Cognac und/oder den Maraschino hinzufügen. Umrühren und genießen.

Melange

Die klassische Melange besteht zu einer Hälfte aus starkem Kaffee und zur anderen aus heißer Milch.

Mokka gespritzt

Der Mokka gespritzt wird mit Cognac oder Rum verfeinert. Die Menge ist Geschmackssache.

Mozart Kaffee

Ein großer Mokka mit Cherry Brandy und Schlagsahne. Es existieren inzwischen verschiedenste Abwandlungen des Mozartkaffees, teilweise werden auch Schokoladenlikör und Mozartkugeln für die Zubereitung verwendet. Das klassische Rezept bereitet man so zu:

Pulver für eine Tasse Kaffee/Mokka
10 ml Cherry Brandy
Schlagsahne

Den Kaffee/Mokka wie gewohnt zubereiten und in eine Tasse geben, in der sich der Cherry Brandy bereits befindet. Obendrauf eine Sahnehaube. Klein gehackte Mozartkugeln nach Belieben auf die Sahne streuen.

Othello

Ein Othello ist eine heiße Schokolade mit Espresso. Wer es richtig schokoladig mag, kann ihn so zubereiten:

1 Espresso (oder ein doppelter)
25 g Schokolade, Zartbitter oder Vollmilch
Zimt

Den Espresso wie gewohnt zubereiten. Zuvor die Schokolade einfach in der Mikrowelle schmelzen und in ein Glas füllen. Die Schokoladenschicht sollte sich nicht mit der Kaffeeschicht vermischen. Den Espresso daher vorsichtig auf die Schokolade gießen und dann mit etwas Zimt bestäuben. Am besten mit einem Strohhalm genießen, so entfaltet sich der Geschmack der süßen Mischung voll und ganz im Mund.

Piccolo

Piccolo heißt ein mit einem kleinen Schuss Sahne verfeinerter kleiner schwarzer Kaffee.

Schale(rl) Braun

Eine Schale(rl) Braun ist eine Art von Milchkaffee und besteht zur Hälfte aus Filterkaffee und zur Hälfte aus Milch.

Schale(rl) Gold

Die Schale(rl) Gold ist ein Filterkaffee mit viel Sahne anstatt mit Milch. Die Farbe ist dadurch heller als bei einer Schale Braun.

Schümli-Kaffee

Der Schümli-Kaffee wird auf gleiche Art zubereitet wie Espresso, allerdings mit einem sehr fein und frisch gemahlenen Pulver. Der Espressoschaum hat so einen höheren fetthaltigen Anteil, der sich in dem Brühwasser emulgiert. Schümli-Kaffee wird auch in der Schweiz zubereitet.

Sperbertürke

Der Sperbertürke wird wie ein türkischer Kaffee zubereitet, aber mit der doppelten Menge Kaffeepulver und ist deshalb auch doppelt so stark. Meistens wird er mit viel Zucker getrunken.

Türkischer Kaffee passiert

Ein türkischer Kaffee passiert ist ein türkischer Kaffee, bei dem der Satz vor dem Servieren herauspassiert wird, zum Beispiel durch ein feines Sieb.

Überstürzter Neumann

Der überstürzte Neumann ist eine Spezialität, bei deren Zubereitung Schlagsahne, die bereits auf dem Boden der leeren Tasse liegt, mit heißem Kaffee übergossen wird.

Ungarischer Kaffee

Als ungarischer Kaffee bezeichnet man einen stark gesüßten Kaffee auf Eis, der kurz vor dem Servieren noch mit kühler Schlagsahne verziert wird. So geht's:

1 Espresso oder Pulver für eine Tasse Kaffee
Zucker
Eiswürfel
gekühlte Schlagsahne

Die Schlagsahne im Kühlschrank vorkühlen. Den Espresso oder Kaffee gut zuckern und abkühlen lassen. Den abgekühlten Espresso oder Kaffee in ein Glas mit Eiswürfeln geben und dann die gekühlte Schlagsahne drübergeben.

Verlängerter

Ein Verlängerter ist ein einfacher schwarzer Kaffee oder Espresso, mit der doppelten Menge Wasser gekocht.

Weißer mit Haut

Ein »Weißer mit Haut« ist nichts anderes als ein heller Milchkaffee, auf dem sich eine Haut bildet, weil er mit heißer, nicht verrührter Milch serviert wird.

Wiener Melange

Die »Wiener Melange« ist eine Melange, die mit aufgeschäumter Milch anstatt heißer Milch im Glas oder einer großen Tasse serviert wird.

Zarenkaffee

Ein Zarenkaffee wird mit einem sehr starken Espresso und mit einer Haube aus mit Zucker schaumig geschlagenem Eigelb serviert. Wer mag, kann auch noch etwas Wodka hinzufügen. Ein Rezept geht so:

1 starker Espresso oder Pulver für eine Tasse Kaffee
1 Eigelb
1 Esslöffel Zucker
(10 ml Wodka)

Den Kaffee oder Espresso wie gewohnt zubereiten. Das Eigelb mit dem Zucker schaumig schlagen. Den Kaffee in ein Glas oder eine hohe Tasse geben und das schaumig geschlagene Eigelb obendrauf geben. Für die Variante mit Wodka: Den Wodka als Erstes in die Tasse oder das Glas geben und dann mit Kaffee auffüllen.

Italien

Americano
Ein Americano ist ein normaler Filterkaffee oder ein Espresso, der mit hei-ßem Wasser verdünnt wird, je nachdem wie stark man ihn trinken möchte.

Barbagliata
Ein Barbagliata ist ein italienisches Kaffeegetränk, das aus Espresso und Ka-kao besteht. Dieser Kaffee kann warm oder kalt getrunken werden. Bei einer Zubereitungsvariante wird der Espresso mit dem warmen Kakao vermischt. Anteilig 1:1 oder 1:2, je nach Gusto.

Bicerin
Der Bicerin kommt aus Turin. Bei der Zubereitung werden Trinkschokolade, Sahne und Espresso gemischt.

125 ml Milch
40 g Schokolade, Zartbitter oder Vollmilch
1 Espresso oder Pulver für eine Tasse Kaffee
Schlagsahne

Die Milch wird mit der Schokolade unter Rühren erhitzt, sodass eine Scho-kolade-Milch-Mischung entsteht. Einen starken Espresso oder Kaffee auf-kochen und in ein Glas oder hohe Tasse geben. Die heiße Schokoladenmilch daraufgießen und dann mit Schlagsahne überdecken. Nicht verrühren, son-dern durch die verschiedenen Schichten trinken!

Caffè corretto

Der »Caffè corretto« ist eine Spezialität aus Espresso und hochprozentigem Alkohol. Man kann dazu den Kaffee mit Grappa, Sambuca, Brandy, Whiskey oder Weinbrand anreichern. Dazu einfach einen starken Espresso aufkochen und 10–20 ml des Alkohols in eine im besten Fall vorgewärmte Tasse geben. Anschließend einfach mit dem Espresso auffüllen.

Caffè doppio

»Caffè doppio« ist einfach ein doppelter Espresso im italienischen Sprachgebrauch.

Caffè ghiaccio

Eine weitere Variante eines gekühlten Espressos. Ein gezuckerter Espresso wird in ein Glas mit 5–6 Eiswürfeln geschüttet und unmittelbar genossen.

Caffè Latte (Caffèlatte)

Caffè Latte (Caffèlatte) heißt der italienische Milchkaffee. Die Zubereitung mit warmer oder heißer Milch 1:1 mit Kaffee ist üblich.

Caffè shakerato

Der »Caffè shakerato« ist eine kalte italienische Kaffeevariante. Espresso wird mit Eiswürfeln und Zucker in einem Shaker geschüttelt. Dabei entsteht ein bräunlicher Schaum. In verschiedenen Varianten kann man das Getränk mit Vanille, Zitrone, Sahne, Schokoladensoße oder Grappa abrunden. Anschließend wird in einem Wein- oder Cocktailglas serviert. Eine klassische Variante funktioniert so:

14 Den Milchschaum zu verzieren, hat sich zu einer richtigen Kunst entwickelt.

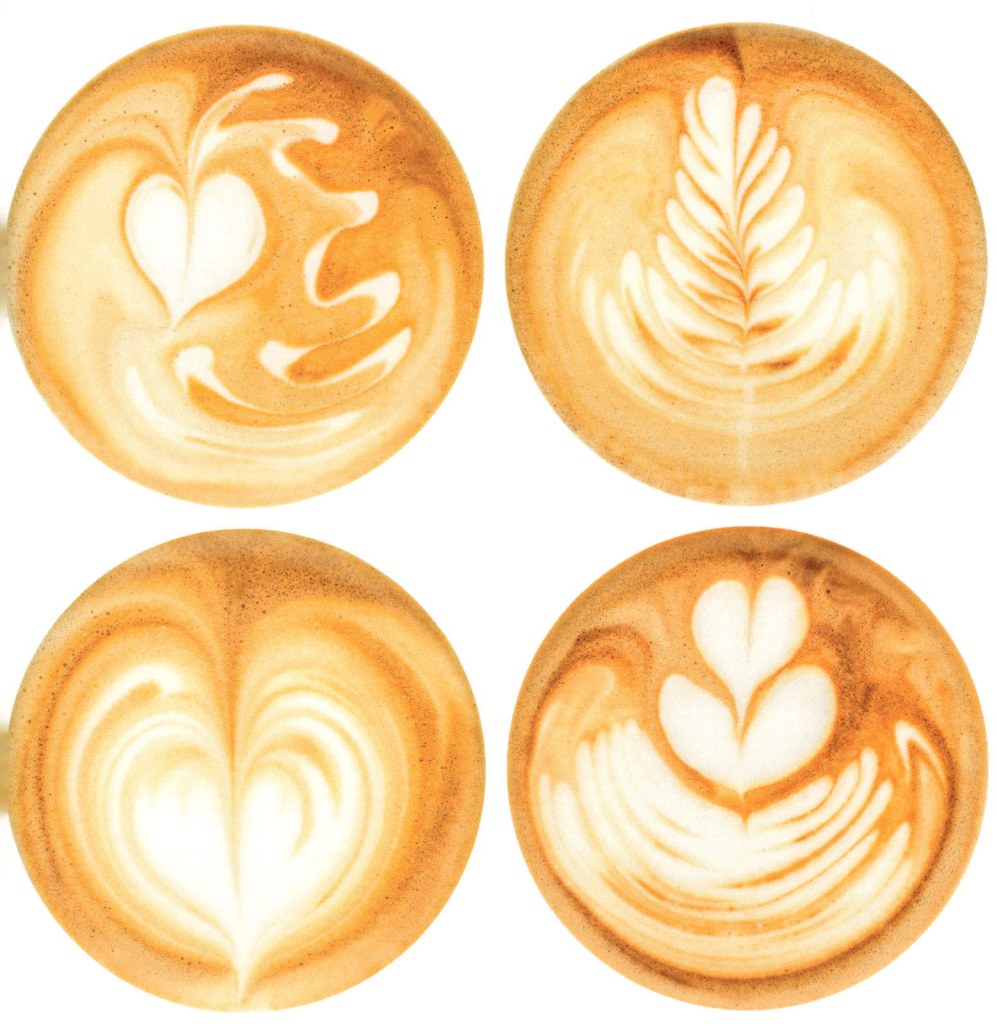

1 Espresso (oder ein doppelter)
2 Teelöffel Zucker
Eiswürfel
Kakaopulver

Die Espressi, Zucker und Eiswürfel in einem Shaker ordentlich schütteln. Andere eventuelle Zutaten können schon von Anfang hinzugegeben werden. Das Gemisch dann durch ein Sieb in ein gekühltes Cocktailglas geben. Mit Kakaopulver bestäuben und genießen.

Cappuccino

Der Cappuccino gehört zu den bekanntesten italienischen Kaffeegetränken. Er besteht zu einem Drittel aus Espresso oder Espresso lungo, einem Drittel heißer Milch und einem Drittel Milchschaum. Das Schaumhäubchen wird oft mit Kakaopulver garniert. Er wird zumeist in einem Glas serviert, sodass die verschiedenen Schichten sichtbar bleiben.

Cappuccino con panna

Der »Cappuccino con panna« ist ein Cappuccino, bei dem Schlagsahne die aufgeschäumte Milch ersetzt.

Ciocolaccino

Ciocolaccino bezeichnet nichts anderes als einen Cappuccino, der mit geriebener Schokolade bestreut ist.

Espresso

Der Espresso ist ein starkes Kaffeegetränk, das unter Druck von 9 bar zubereitet wird. Er wird in kleinen (40–50 ml) Tassen gereicht. Die Menge an Kaffeepulver oder Brühwasser variiert je nach gewünschter Stärke.

Espresso con panna

Ein »Espresso con panna« ist ein Espresso mit Schlagsahne.

Espresso doppio

Bezeichnung für einen doppelten Espresso.

Espresso lungo

Für einen »Espresso lungo« wird bei gleicher Menge Kaffeepulver wie bei einem normalen Espresso die doppelte Menge Wasser verwendet.

Espresso macchiato

Bei einem »Espresso macchiato« wird der Espresso mit etwas Milchschaum verfeinert.

Granita di Caffè

Dieser gut gesüßte, gefrorene Espresso wird mit Schlagsahne serviert.

1 Espresso
2 Teelöffel Zucker
Schlagsahne
(10 ml Mokkalikör)

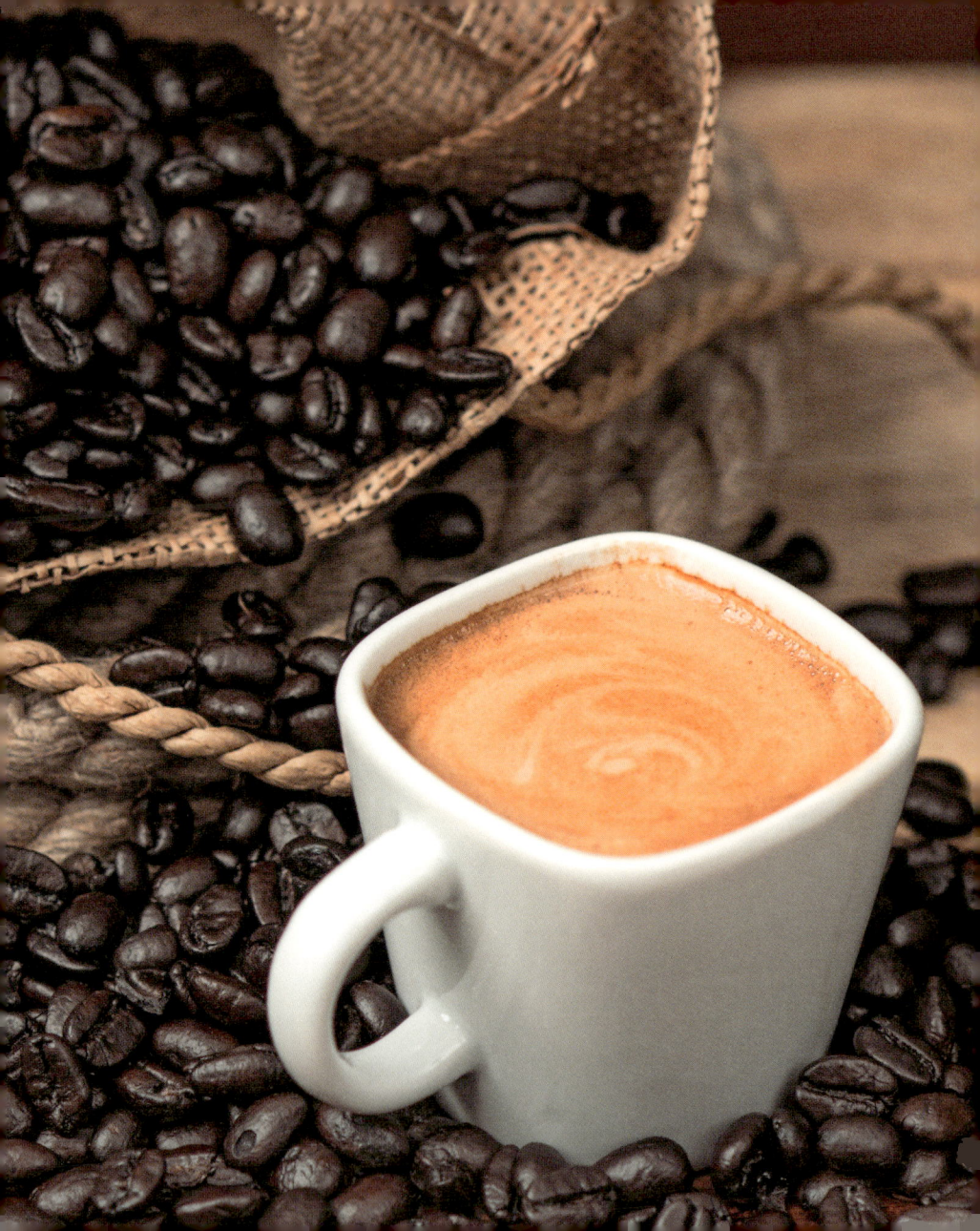

Den Espresso wie gewohnt aufkochen und mit dem Zucker gut mischen. Anschließend wird das Gemisch eingefroren, am besten in ein stoßfestes Gefäß oder direkt in einer kleinförmigen Eiswürfelform, da die Espressowürfel anschließend zerstoßen werden. Die Würfel in ein kleines Glas geben und mit Sahne überziehen. Wer mag, kann anschließend noch etwas Mokkalikör darübergießen.

Latte Macchiato

Latte Macchiato bedeutet auf Italienisch »Befleckte Milch« und gehört zu den bekanntesten italienischen Kaffeespezialitäten. Er besteht aus zwei Dritteln heißer, aufgeschäumter Milch und zu einem Drittel aus einem Espresso. Dafür zunächst den Milchschaum in ein Glas geben und den (schon gesüßten) Espresso zuletzt vorsichtig eingießen, sodass sich drei Schichten ergeben: Milchschaum-Espresso-Milchschaum.

Marocchino

Der Marocchino ist eine Espresso-Variante aus Italien. Dazu verwendet man Espresso, Schokolade, Kakaopulver und Milchschaum. So geht's:

1 Espresso
50 ml Milch für Milchschaum
1 Stück Zartbitterschokolade
1 Esslöffel Kakao
Zucker

15 Der kleine aber heftige Muntermacher:
ein klassischer Espresso.

Den Espresso wie gewohnt zubereiten und schon nach Gusto süßen. Mit der Milch einen ordentlichen Milchschaum vorbereiten. In die Tasse legt man als Erstes das Stück Schokolade und gießt dann den noch heißen Espresso darüber. Dann einen halben Esslöffel Kakao hinzugeben, den Milchschaum mittig vorsichtig in den Espresso gießen, ohne dass sich die Schichten vermischen. Den restlichen halben Esslöffel Kakao über den Milchschaum verteilen.

Mischio

Mischio ist ein schwarzer Kaffee, der mit Schlagsahne und Kakao vermischt wird. Also ähnlich der Espresso-Variante »Barbagliata«, nur dass hier ein Filterkaffee verwendet wird und noch Schlagsahne hinzukommt. Die Zubereitung geht so:

Kakao
100 ml Milch
Pulver für eine Tasse Kaffee
Schlagsahne
Zucker

Den Kakao mit der Milch aufkochen und kurz stehen lassen. Den Kaffee parallel aufkochen und anschließend beides 1:1 miteinander vermischen und falls nötig mit etwas Zucker abschmecken. Einen Esslöffel Schlagsahne unterrühren und einen Esslöffel obendrauf geben. Mit ein wenig Kakaopulver verzieren.

Mocha

Der Mocha, auch »Caffè mocca« genannt, hat nichts mit einem klassischen Mokka zu tun, sondern ist eine weitere schokoladige Variante eines Espressos. Er besteht zu einem Drittel aus Espresso, zu einem Drittel aus Kakao und zu einem Drittel aus heißer Milch und Schokoladensirup. Er wird in einem hohen Glas serviert. Obendrauf gehört etwas Schlagsahne. Idealerweise erkennt man drei Schichten durch das Glas.

Mochaccino

Mochaccino ist ein Cappuccino, der mit Schokolade und Kakao verfeinert wurde. Man könnte also auch sagen, die Cappuccino-Variante des Mocha. Im Sommer wird er auch mit Eiswürfeln als Iced Mochaccino serviert. Folgende Zutaten werden benötigt:

Pulver für eine Tasse Kaffee
100 ml Milch
1 Stück Zartbitterschokolade
1 Esslöffel Kakaopulver
Zucker

Den Kaffee wie gewohnt zubereiten. Die Milch mit der Schokolade und dem Kakao aufkochen und dann aufschäumen. Dann zuerst den Schokoladenschaum in eines Tasse geben und anschließend den Kaffee daraufgeben. On Top kann wahlweise etwas Milchschaum oder Schlagsahne gegeben werden.

Ristretto

Der Ristretto ist ein besonders starker Espresso. Er wird aus der gleichen Menge Kaffeepulver wie klassischer Espresso zubereitet, aber mit weniger Wasser (ca. 15 bis 20 ml).

Frankreich

Café allongé

Man verwendet die doppelte Menge Wasser bei gleicher Menge Kaffeepulver. Dies ist sozusagen die französische Variante eines Verlängerten aus Österreich oder eines Lungo aus Italien.

Café au lait

»Café au lait« ist dem Franzosen das, was für den Deutschen der Milchkaffee ist. Dabei wird normal starker Kaffee (Filterkaffee oder ein Getränk aus Siebträgermaschine bzw. Schraubkanne) im Verhältnis 1:1 mit warmer Milch in große Tassen gefüllt. Zucker nach Geschmack.

Café brûlot

Ein Klassiker aus Frankreich, der nach dieser Zubereitungsart fruchtige Noten enthält und etwas aufwendiger in der Zubereitung ist als die österreichische Variante, der Mazagran. Man benötigt dafür:

1 unbehandelte Zitrone oder Orange
1 Prise Zimt

16 In fünf Minuten nach Paris: ein leckerer Café au lait und dazu ein warmes Croissant.

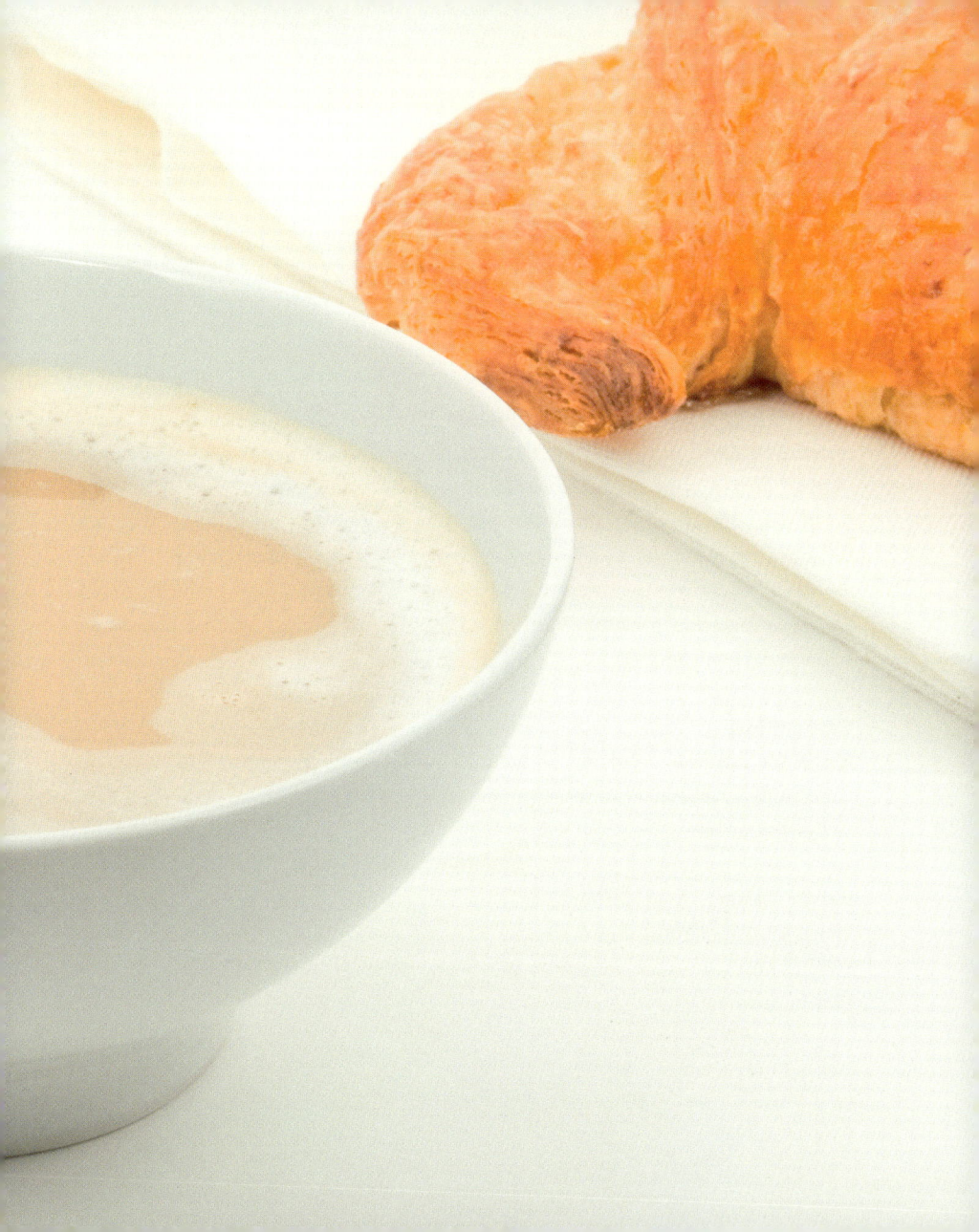

10 g Zucker
1 Nelke
20 ml Cognac, Weinbrand, Rum oder auch Angostura
10 ml Orangenlikör
Pulver für eine Tasse Kaffee
(Eiswürfel)

Etwas Schale von einer unbehandelten Zitrone oder Orange raspeln. Diese werden dann mit Zimt, Zucker, der Nelke, Cognac sowie dem Orangenlikör in einem Topf so stark erhitzt, dass der Zucker sich auflöst. Anschließend wird das Gemisch flambiert und nach etwas Wartezeit (ca. 1 Minute) mit dem vorbereiteten Kaffee abgelöscht. Das ganze Gemisch dann durch ein feines Sieb in eine Tasse drücken und mit etwas Sahne verzieren. Dem Mazagran nachempfunden kann das flambierte Gemisch auch auf Eiswürfeln serviert werden.

Café canard

Als »Café canard« wird ein schwarzer Kaffee oder Espresso mit Marc de Champagne, einem Traubenschnaps, und Zucker bezeichnet. Für eine Tasse benötigt man:

Pulver für eine Tasse Kaffee
20 ml Marc de Champagne
1 Würfelzucker
(Schlagsahne)

Den Kaffee wie gewohnt zubereiten. Einige Tropfen des Marc de Champagne auf den Würfelzucker geben und den Rest direkt in den Kaffee. Den Würfelzucker anschließend in den Mund legen und den Kaffee dazu genießen. Wahlweise kann der Kaffee noch mit etwas Schlagsahne verfeinert werden.

Café crème
»Café crème« bezeichnet einfach Kaffee mit Sahne oder wahlweise Milch bzw. aufgeschäumte Milch. In der Schweiz nennt man das Kaffee mit Rahm.

Café double
Dies ist ein starker Kaffee in kleinen Tassen, die französische Variante eines doppelten Espressos, gelegentlich auch »Café noir« genannt. Beide Varianten werden ohne Milch getrunken. Ein normal starker Kaffee ohne Milch heißt dagegen schlicht »Café nature«.

Café filtré
So heißt in Frankreich der Filterkaffee, der direkt über einen Filter in die Tasse extrahiert wird.

Café granité
Siehe Granita di caffé.

Café orange
Eine weitere fruchtige Kaffeevariante aus Frankreich. Man benötigt dazu:

Pulver für eine Tasse Kaffee
10 ml Orangenlikör
Zucker
Schlagsahne

Den Kaffee wie gewohnt zubereiten und beiseitestellen. Der Likör wird mit etwas Zucker vermischt und in die Tasse gegeben. Darauf kommt die Sahne. Erst zum Schluss wird die Tasse mit dem warmen Kaffee aufgefüllt.

Café royal

»Café brûlot« wird auch »Café royal« genannt. Siehe Café brûlot.

Noisette

Noisette ist ein schwarzer Kaffee oder Espresso, der mit ein paar Tropfen Milch serviert wird.

Pousse-café

Pousse-café (zu Deutsch: Wiedererweckungskaffee) ist ein Kaffee mit separat serviertem Schnaps. Er wird traditionell nach dem Essen eingenommen. Inzwischen wird die Bezeichnung aber auch für Cocktails verwendet, die aus unterschiedlichen Schichten verschiedener Liköre bestehen.

Spanien

Barraquito

»Barraquito« kommt aus Spanien und besteht aus Espresso, Kondensmilch, Likör (z. B. Likör 43 oder Tia Maria), Zitronenschale, aufgeschäumter Milch und Zimt. Serviert wird das Getränk in einem Glas, sodass man die verschiedenen Schichten erkennen kann.

unbehandelte Zitrone
1 Espresso
aufgeschäumte Milch
dickflüssige und gesüßte Kondensmilch
10 ml Likör
1 Prise Zimt

Zuerst ein wenig Zitronenschale abraspeln. Den Espresso zubereiten und die Milch gut aufschäumen. Als Erstes ein Glas mit ca. 1 cm Kondensmilch auffüllen. Dann vorsichtig den Espresso darüberschichten. Nun kommt der Likör hinzu. Zuletzt eine dicke Schicht Milchschaum obendrauf setzen und mit etwas Zimt und Zitronenschale bestreuen.

Café Bombón

»Café Bombón« bezeichnet ein spanisches Kaffeegetränk. Hierbei wird Espresso in einem kleinen Glas mit gezuckerter Kondensmilch aufgegossen. Die Zubereitung ist denkbar einfach:

1 Espresso
Süße Kondensmilch

Man gibt die zum Espresso äquivalente Menge Kondensmilch in ein Glas und fügt anschließend den Espresso hinzu. Ein wenig umrühren und genießen.

Café con hielo

»Café con hielo« ist in Spanien auch als »Café con tiempo« bekannt. Dabei wird ein Espresso zusammen mit einem Glas Eiswürfel gereicht. Der Kaffee wird nach Geschmack gesüßt und über die Eiswürfel gegossen.

Café con leche

»Café con leche« ist spanischer Milchkaffee.

Café cortado

»Café cortado« ist eine spanische Spezialität, bei der Espresso mit warmer, manchmal leicht gesüßter Milch oder daraus aufgeschäumtem Milchschaum serviert wird. Die Milch bzw. der Milchschaum wird vorsichtig auf den Espresso gegeben, sodass sich zwei Schichten bilden. Daher kommt auch die Bezeichnung »cortado«, was auf Deutsch »geschnitten« bedeutet.

Café cortado leche y leche

»Café cortado leche y leche« ist eine Abwandlung des »Café cortado«. Dem Kaffee wird ein Schuss warme Milch und ein Schluck gesüßte Kondensmilch (Kaffee mit Milch und Milch) hinzugefügt. Idealerweise bilden sich so vier Schichten in einem Glas. Das bekommt man am besten so hin:

1 Espresso
20 ml warme Vollmilch
Zucker
10 ml gesüßte Kondensmilch
1 Prise Zimt

Den Espresso wie gewohnt zubereiten. Die Milch mit dem Zucker ein wenig süßen und zu einem Milchschaum verarbeiten. Den Espresso nun in ein hohes Glas geben und den Schaum vorsichtig daraufgießen. Nun in die Mitte des Glases die Kondensmilch ebenfalls vorsichtig zugeben (vereinfacht kann man auch zuerst die Kondensmilch einfüllen und dann verfahren wie beim »Café cortado«). Idealerweise setzt sich die Kondensmilch am Boden ab, dann folgt eine Schicht Espresso, über der sich eine Milchschicht mit Schaum darüber befindet. Zuletzt mit etwas Zimt bestäuben.

Café de olla

Der »Café de olla« kommt eigentlich aus Mexiko, wird hier aber mit den spanischen Varianten der Kaffeezubereitung vorgestellt. Das Kaffeegetränk wird traditionell in einem Tongefäß mit Zucker, Nelken, Zimt und Orangenschalen heiß zubereitet und serviert. Es funktioniert aber auch in einem normalen Topf. Für 2 Portionen (sonst lohnt es sich nicht) benötigt man:

400 ml Wasser
50 g Zucker
1 Zimtstange
1–2 Nelken

1 Teelöffel unbehandelte Orangenschale
4 Esslöffel Kaffeepulver

Das Wasser mit Zucker, Zimt, Nelken und den Orangenschalen in einen Topf geben und langsam erhitzen. Das Ganze ca. 10 min köcheln lassen, bis der Zucker sich gelöst hat, und dann das Kaffeepulver hinzufügen. Noch mal 3–5 Minuten köcheln lassen und anschließend den Topf vom Herd nehmen, sodass sich der Kaffee setzen kann. Wenige Tropfen kaltes Wasser können dabei helfen. Den Überstand nun durch ein Sieb gießen und servieren.

Café solo
Als »Café solo« wird in Spanien ein Espresso bezeichnet.

Carajillo
»Carajillo« (zu Deutsch so viel wie »verdammt noch mal!«) ist eine spanische alkoholhaltige Espresso-Variante. Der Espresso wird dabei einfach mit Likör, Brandy oder Rum verfeinert. Für die »quemando«-Variante wird der mit Zucker und Zitronenschale vermischte Alkohol angezündet, bevor er mit Espresso gelöscht und aufgefüllt wird. Man geht am besten so vor:

20 ml Brandy
1 doppelter Espresso
Zucker

Den Brandy in eine vorgewärmte Tasse geben und dann mit dem gezuckerten Espresso auffüllen.

Für die »quemando«-Variante wandelt sich die Zubereitung folgendermaßen ab: Den Brandy in eine feuerfeste Tasse geben, gegebenenfalls ein wenig unbehandelte Zitronenschale hinzufügen. Den Brandy nun anzünden, **aber darauf achten, dass weder über der Tasse noch im Umfeld Brandgefahr herrscht.** Einen Teelöffel voll Zucker über das Feuer halten, bis der Zucker beginnt zu karamellisieren. Den Karamellzucker dann zum Brandy hinzufügen und das Ganze mit dem doppelten Espresso ablöschen.

Deutschland

Eiskaffee
Der Eiskaffee ist hierzulande eine klassische kalte Kaffeespezialität. Der Kaffee wird gekühlt mit Milch und Vanilleeis zubereitet. Nach Wunsch kann das Getränk mit einer Schlagsahnekrone garniert werden. Man kann ihn mit Espresso oder Filterkaffee zubereiten. Hier eine Variante mit Espresso:

Doppelter Espresso
Zucker
1 Kugel Vanilleeis
50 ml Milch
Schlagsahne
Kakaopulver

Den Espresso wie gewohnt zubereiten und nach Belieben zuckern. Die Eiskugeln in ein hohes Glas geben und anschließend erst mit der Milch und dann mit dem Espresso übergießen. Obendrauf kommt eine Sahnehaube, die mit etwas Kakao bestäubt wird.

Holzländer Rumkaffee

Der »Holzländer Rumkaffee« ist eine Spezialität aus Thüringen. Der Kaffee wird mit Zucker und Rum verfeinert. Das geht so:

Pulver für eine Tasse Kaffee
50 ml Rum
10 g Zucker

Den Kaffee wie gewohnt aufbrühen. Der Rum wird im Wasserbad erhitzt, aber nicht zum Kochen gebracht. Dann werden Zucker und Rum mit dem Kaffee in eine dickwandige Tasse gegeben und serviert.

Milchkaffee

Für den Deutschen ist der Milchkaffee, was Café au lait dem Franzosen ist. Dabei wird normal starker Kaffee (Filterkaffee oder ein Getränk aus Siebträgermaschine bzw. Schraubkanne) im Verhältnis 1:1 mit warmer Milch in große Tassen gefüllt. Milchkaffee siehe auch Café au lait.

Pharisäer

Ein Pharisäer ist ein gezuckerter schwarzer Kaffee, dem noch Rum und Schlagsahne hinzugefügt werden. Dafür am besten folgendermaßen vorgehen:

Pulver für eine Tasse Kaffee
Zucker
25 ml Rum
Schlagsahne

Den Kaffee wie gewohnt aufbrühen und nach Belieben zuckern. In eine vorgewärmte Tasse den Rum hineingeben und dann mit Kaffee auffüllen. Obendrauf kommt eine Sahnehaube.

Rüdesheimer Kaffee
Man könnte sagen, dass der Rüdesheimer Kaffee die deutsche Variante des französischen »Café royal« ist. Für die Zubereitung wird Asbach Uralt (oder ein anderer Weinbrand) mit Zucker flambiert und dann mit starkem Kaffee aufgegossen. Als Dekoration dient Schlagsahne mit Vanillezucker und Schokoladenstreusel. Das fertige Getränk wird traditionell in der Rüdesheimer Kaffeetasse serviert, schmeckt aber natürlich auch sonst sehr gut. Hier ein Rezept:

Pulver für eine Tasse Kaffee
2–3 Stück Würfelzucker
45 ml Asbach Uralt
Schlagsahne mit Vanillezucker
Schokoraspeln

Den Kaffee wie gewohnt aufbrühen. Die Zuckerwürfel in eine Tasse legen und mit dem Asbach übergießen. Den Tasseninhalt anzünden **und darauf**

achten, dass sich keine entflammbaren Materialien über oder im Umfeld der Tasse befinden. Nach ca. 1 min Flambieren kurz mit einem langen Löffel umrühren und die Tasse mit Kaffee auffüllen. Obendrauf eine Sahnehaube setzen und mit Schokoraspeln bestreuen.

Schwatten

Schwatten oder auch Schwaten kommt aus Norddeutschland und besteht aus schwachem Kaffee, der mit Zucker und Korn gemischt wird. Dafür benötigt man folgende Zutaten:

Pulver für eine Tasse schwachen Kaffee
Zucker
25 ml lauwarmer Korn

Den Kaffee wie gewohnt aufbrühen und nach Belieben zuckern. Den Korn leicht erwärmen, aber nicht zum Kochen bringen und als Erstes in eine Tasse geben. Anschließend mit Kaffee auffüllen.

Portugal

Bica

So heißt in Portugal der ganz normale Espresso. »Bica curta« ist eine kleine halb volle Tasse und »Bica cheia« eine volle Tasse. Mit »Bica dupla« bestellt man einen doppelt stark gebrühten Espresso.

Café com Aguardente

»Café com Aguardente« heißt in Portugal ein Espresso, der mit einem Glas Brandy serviert wird.

Café com canela

Eine klassische Variante in Portugal. Dazu wird in den heißen schwarzen Kaffee eine Zimtstange eingetaucht, sodass sich das Zimtaroma ausbreiten kann. Hinterher kann noch mit etwas Milch verfeinert werden.

Café com cheirinho

»Café com cheirinho« (zu Deutsch »Kaffee mit Düftchen«) ist ein Espresso, der mit etwas Schnaps oder Whiskey verfeinert wird, anstatt den Schnaps in einem extra Glas zu servieren. So geht's:

Doppelter Espresso
Zucker
20 ml Whiskey oder Schnaps

Den Espresso nach Belieben süßen und den Alkohol schon in einer Tasse vorlegen. Anschließen mit dem Espresso auffüllen.

Galão

So heißt der im Glas servierte Milchkaffee mit viel Schaum in Portugal. Vergleichbar mit einem Latte Macchiato in Italien.

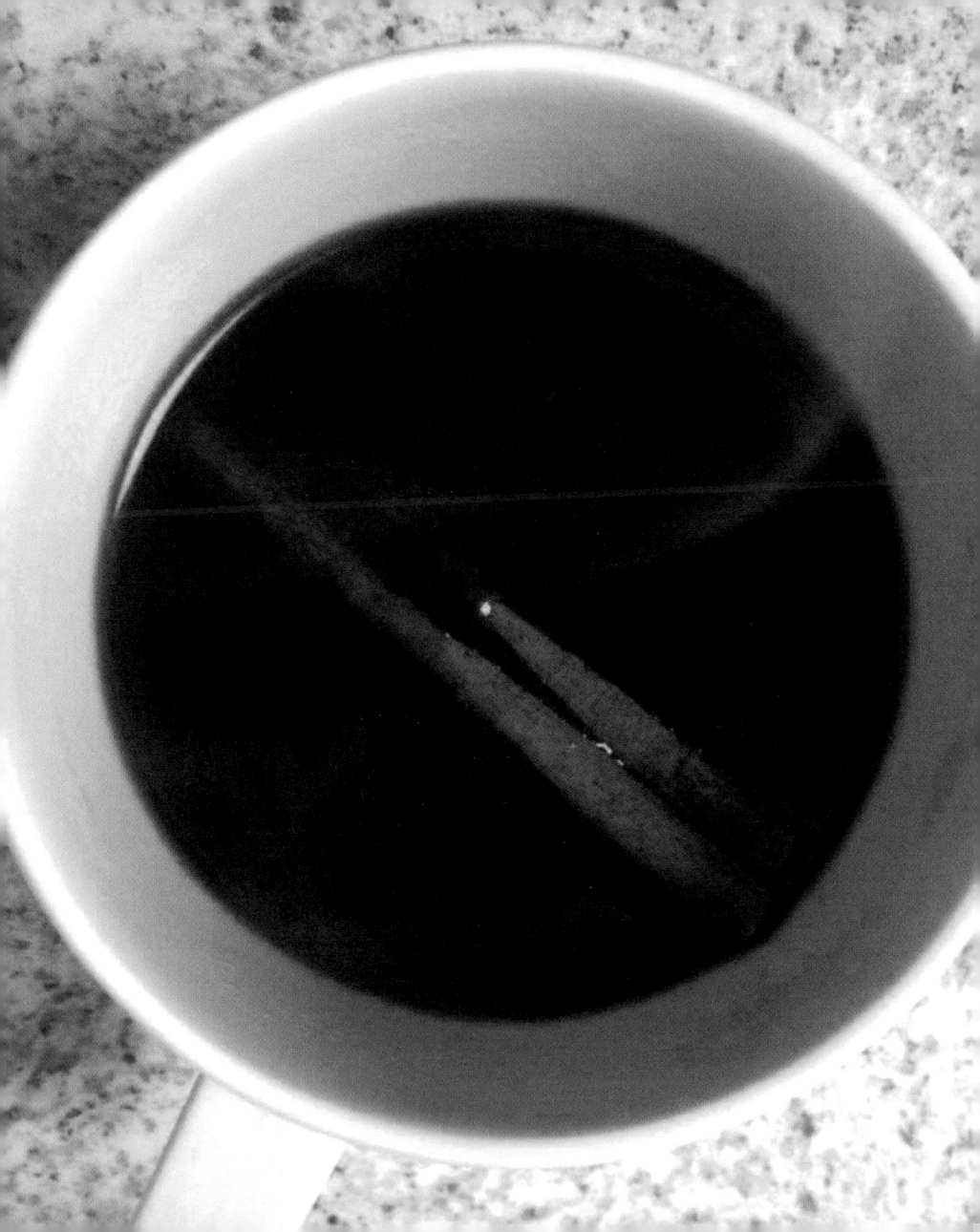

Meia de leite
Als »Meia de leite« wird in Portugal Milchkaffee bezeichnet, der 1:1 Milch und Kaffee enthält.

Pingado
Pingado oder »Café pingo« besteht aus Espresso oder Kaffee mit einem Schuss Milch.

Schweiz

Café crème/Kaffee mit Rahm
Kaffee mit Rahm, abgeleitet vom französischen Vorbild, siehe »Café crème«.

Café melange
Kaffee mit Schlagsahne. Die Schlagsahne wird in der Regel separat in einer Schale serviert.

Luzerner Kafi
»Luzerner Kafi« auch »Kafi Träsch«, »Kafi Luz« oder »Kaffee fertig« genannt. Diese Schweizer Variation besteht aus gesüßtem schwarzen Kaffee mit Schnaps und wird in einem Glas gereicht. Dieses Rezept geht so:

Pulver für eine Tasse schwachen und dünnen Kaffee
2–3 Würfelzucker
20 ml Träsch (Apfel- oder Birnenschnaps)

*17 Café con canela ist in Brasilien sehr beliebt.
Eine Zimtstange ersetzt den Löffel.*

Den Kaffee wie gewohnt aufbrühen. Die Würfelzucker in ein Kaffeeglas geben und dann mit dem dünnen und heißen Kaffee übergießen. Zuletzt den Schnaps hinzufügen.

Schale
In der Schweiz wird der klassische Milchkaffee als Schale bezeichnet.

Englischsprachiger Raum

Black Eye
Black Eye bezeichnet eine amerikanische Variante für einen schwarzen Filterkaffee, dem noch zwei Espressi hinzugefügt werden. Diese Variante wird auch Red Eye oder Dead Eye genannt.

Flat White
Flat White nennen die Australier und Neuseeländer einen Milchkaffee oder Ristretto ohne Milchschaumhaube, sondern einfach nur mit feinem Milchschaum, der flach am Tassenrand abschließt.

Flavored Coffee
Flavored Coffee bezeichnet die in vielen Kaffeeketten in Mode gekommene Zugabe von aromatisiertem Sirup in verschiedensten Geschmacksrichtungen, bevor der Kaffee serviert wird. Es ist ebenfalls möglich, dem Kaffeepulver von dem Aufbrühen bereits etwas Aroma hinzuzufügen. Je nach Geschmack.

Iced coffee

Iced coffee bezeichnet eine amerikanische Kaffeespezialität, die in einem Glas mit Eisstücken serviert wird, das mit starkem, gesüßtem und heißem Kaffee aufgefüllt wird.

Irish Coffee

Irish Coffee ist eine bekannte Spezialität. Starker Kaffee wird mit Sahne und irischem Whiskey genossen. Ein schmackhaftes Rezept:

Pulver für eine Tasse starken Kaffee
2 Teelöffel Zucker
45 ml Whiskey
Cremige (nicht steife) Schlagsahne

Den Kaffee wie gewohnt aufbrühen. Den Zucker in ein hitzebeständiges Glas geben und mit dem angewärmten Whiskey übergießen. Den Whiskey nun anzünden, **aber darauf achten, dass weder über der Tasse noch im Umfeld Brandgefahr herrscht.** Nach ca. 1 Minute mit dem heißen Kaffee ablöschen und das Glas auffüllen, sodass oben noch eine Schicht Sahne Platz hat.

Asien/Afrika

Kaffee nach äthiopischer Art

Nach traditioneller Zeremonie werden in Äthiopien drei Tassen getrunken. Die grünen Bohnen werden in einer Schale über Feuer geröstet und an-

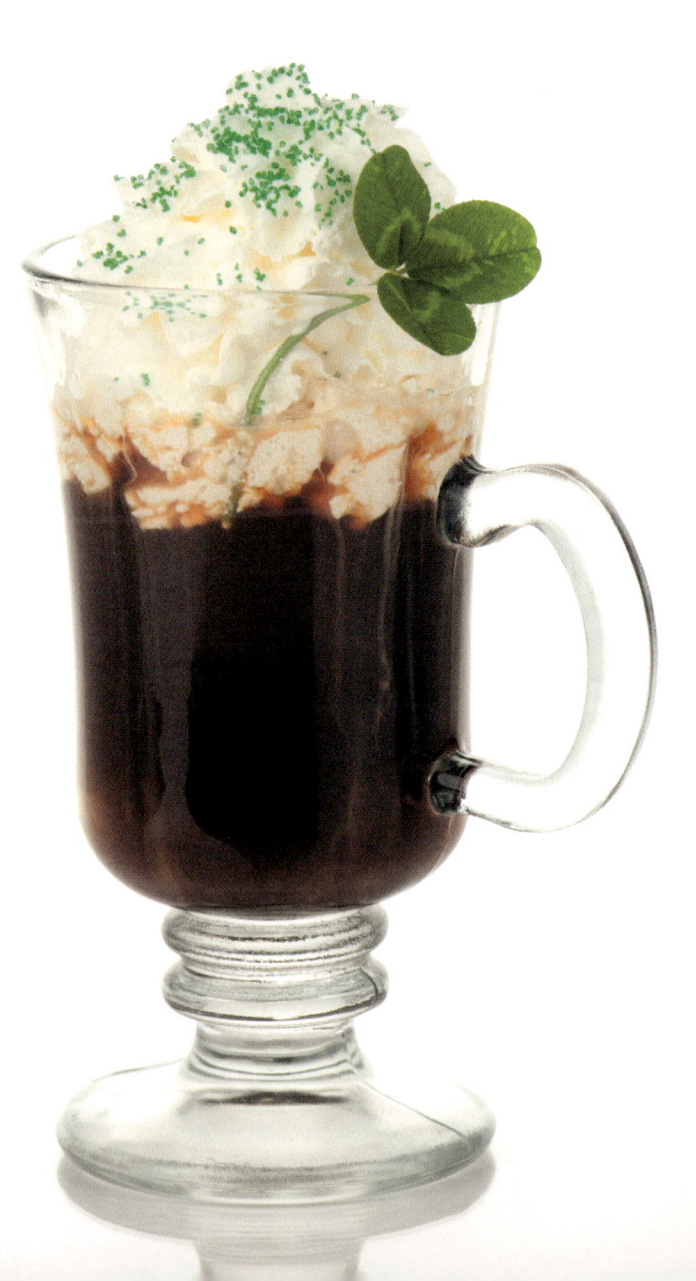

schließend gemörsert. Die erste Tasse Kaffee wird bereits mit Zucker, Salz, Butter und Gewürzen aufgekocht. Dann werden bei der zweiten Tasse Meinungsverschiedenheiten geklärt, und bei der dritten Tasse werden alle Anwesenden gesegnet.

Kaffee nach kenianischer Art
Der Kaffee wird mit sehr heißem Wasser gekocht und mit ein oder zwei Limettenschnitzen serviert. Zum Süßen wird Honig verwendet.

Kaffee nach vietnamesischer Art
Der Kaffee wird über einen Tassenfilter direkt am Tisch aufgebrüht und anschließend mit süßer Kondensmilch versetzt. Für eine Variante für einen Eiskaffee wird Kaffee zuerst in einer Schale mit Kondensmilch und Zucker aufgebrüht und die Mischung dann in ein Glas mit Eiswürfeln geschüttet.

Griechenland

Café frappé
»Café frappé« ist ein starker, in einem Mixer oder Shaker kalt aufgeschäumter Kaffee mit Eiswürfeln. Er kann auch mit Milch und/oder Eiscreme verfeinert werden. Serviert wird die griechische Spezialität in hohen Gläsern mit Strohhalm. Die Zubereitung funktioniert hervorragend mit löslichem Kaffee.

1 Teelöffel löslichen Kaffee
1 Teelöffel Zucker

18 Irish Coffee wird mit Whiskey zubereitet und wärmt somit gleich doppelt.

30 ml kaltes Wasser
eine Handvoll Eiswürfel
Milch
Eiscreme

Den löslichen Kaffee mit Zucker und Wasser in ein Longdrinkglas geben und mit einem Handmixer so aufschäumen, bis die Hälfte des Glases mit Schaum gefüllt ist. Anschließend kommt eine Handvoll Eiswürfel hinzu. Nun kann wahlweise noch Milch oder Eiscreme hinzugegeben werden. Zum Schluss einfach mit kaltem Wasser auffüllen. Man genießt den »Café frappé« mit einem Strohhalm.

Griechischer Kaffee
Griechischer Kaffee ist ein starker Kaffee, der dreimal aufgekocht wird. Ähnlich wie türkischer Kaffee.

Niederlande

Dokkumer Kofje
»Dokkumer Kofje« heißt ein niederländisches Kaffeegetränk. Den Kaffee mit Sahne bereichert man um einen Schuss von hochprozentigem Beerenburg, einem friesischen Kräuterbitter. Man benötigt:

Pulver für eine Tasse Kaffee
1 Teelöffel Zucker oder Kandis

20 ml Beerenburg
Schlagsahne

Den Kaffee wie gewohnt aufbrühen. Den Zucker in die Kaffeetasse geben und mit dem Kräuterbitter übergießen. Anschließend mit dem Kaffee auffüllen, sodass noch eine Sahnehaube Platz hat.

Koffie verkeerd
Die niederländische Variante von »Kaffee verkehrt«. Viel Milch, wenig Kaffee.

Türkei

Mokka
Mokka, oft auch als »Türkischer Kaffee« bekannt, ist ein starker, schwarzer Kaffee, der mit Zucker zubereitet und mit Kaffeesatz serviert wird. Mokkabohnen entstammen einer speziellen Varietät der Kaffeepflanze, *Coffea arabica mokka*. Namentlich nach dem Exporthafen Makha oder Moka im Jemen bezeichnet, wird diese Kaffeepflanze in keiner anderen Region der Welt angebaut als in Äthiopien und im Jemen, daher ist er eine echte Spezialität.

Türkischer Kaffee
Für die Zubereitung von türkischem Kaffee wird sehr fein gemahlenes Kaffeepulver mit der gleichen Menge Zucker in einem flachen Topf mit kochendem Wasser vermischt und dreimal aufgekocht. Anschließend gibt man einige Tropfen kaltes Wasser hinzu, damit die Schwebeteilchen zu Boden sinken.

Sonstige Zubereitungen

Café almondi
Auch etwas für heißere Tage:

Eine Tasse Kaffee oder Espresso
150 ml Milch
1 Teelöffel Kakao
1 Esslöffel Mandelmus

Den Kaffee oder Espresso im Kühlschrank kalt stellen. Dann alle Zutaten in einen Mixer geben und aufschäumen.

Café de Coco
Eine exotische Variante des Eiskaffees:

Kaffeepulver für eine Tasse Kaffee
Eine halbe Banane
70 ml Kokosmilch

Den Kaffee aufbrühen, abkühlen lassen und dann einfrieren. Am besten als Eiswürfel. Die Banane mit der Kokosmilch im Mixer schlagen und anschließend die Kaffeewürfel dazugeben und das Ganze zu einer kalten Creme schlagen.

Café d'orange

Eine fruchtige Alternative sieht so aus:

Eine halbe Bio-Orange
Kaffeepulver für eine Tasse Kaffee
100 ml Milch

Ein wenig Schale von der gewaschenen Orange abreiben und dann gemeinsam mit dem Kaffeepulver mit kochendem Wasser überbrühen. Ziehen lassen und nach 4–5 Minuten durch ein Sieb laufen lassen. Die Milch erhitzen und aufschäumen, dann in ein Glas füllen. Den Orangenkaffee behutsam einfüllen. Wer mag, kann etwas Vanillezucker zur Milch vor dem Aufschäumen hinzugeben.

Eiskaffee mit Gewürz und Vanille

Eine erfrischende Variante des klassischen Eiskaffees geht so:

Kaffeepulver für eine Tasse Kaffee
Ein wenig Nelke, Kardamom und Muskatnuss
70 ml Milch
Vanillezucker
1 Kugel Vanilleeis

Den Kaffee mit den Gewürzen aufkochen und abkühlen lassen. Die Milch mit dem Vanillezucker aufschäumen. Die Kugel Eis in ein hohes Glas geben und anschließend den Kaffee darübergießen. Den Milchschaum on top.

Spicey Coffee Choc

Für alle, die es etwas pikanter mögen:

125 ml Milch
20 g Bitterschokolade oder Vollmilchschokolade
1 Prise Cayennepfeffer oder weißer Pfeffer
1 Tasse Kaffee

Die Milch mit der Schokolade und dem Pfeffer gemeinsam erhitzen. Den Kaffee währenddessen aufbrühen. Die Milchschokolade aufschäumen und in ein Glas füllen. Anschließend den noch heißen Kaffee unterrühren.

Kaffeelikör – »Ria's Tia Maria«

Dieses alte Familienrezept ist nur eine Möglichkeit, den leckeren Kaffeelikör selber herzustellen. Das Besondere daran ist, dass ganze Bohnen verwendet werden.

Für 2 Flaschen
1 Flasche junger niederländischer Graanjenever
400 g Kaffeebohnen
500 g grober Kandiszucker
5 Päckchen Vanillezucker

Die Zutaten einfach auf zwei gleich große Flaschen verteilen und gut durchschütteln. Nun braucht man etwas Geduld, denn die Mischung sollte 6 Wochen an einem hellen Ort ziehen und täglich einmal kräftig durchgeschüttelt

19 Mit Schnaps oder Likör lassen sich viele Kaffeegetränke verfeinern.

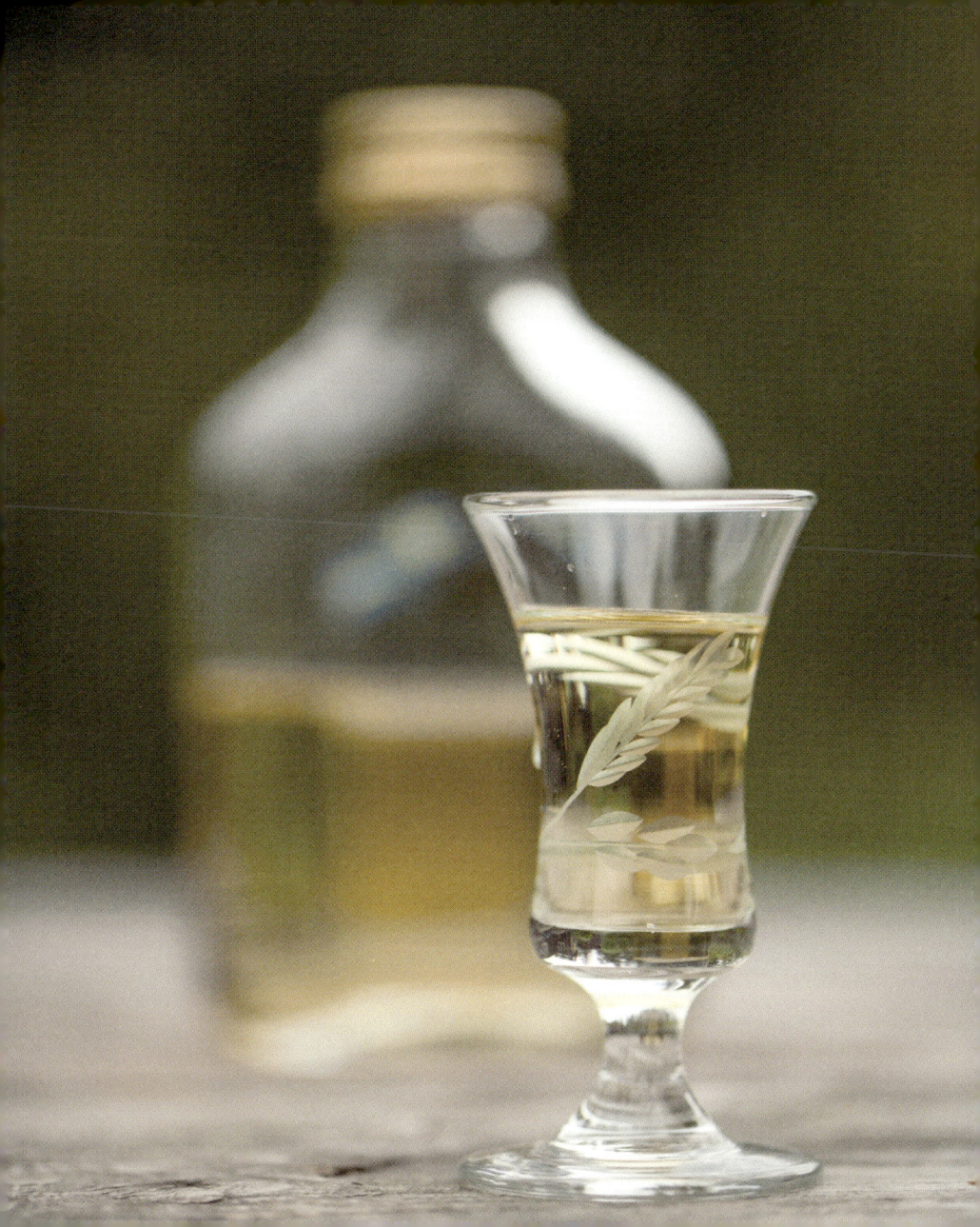

werden. Nach dieser Zeit den Likör einfach durch ein feines Sieb in eine Likörflasche gießen.

Espresso mit Schokolade und Orangenschaum

Diese Zubereitung vereint eine fruchtige schokoladige Note mit dem herben Charakter eines Espressos. Man benötigt:

1 Eiweiß
30 g Puderzucker
75 ml Orangensaft
50 ml Sahne
25 g Schokolade (nach Geschmack)
1 Espresso
2 Eiswürfel

Das Eiweiß, den Puderzucker und den Orangensaft gründlich mischen und schaumig schlagen. Die Sahne ebenfalls schlagen, bis die Konsistenz möglichst fest ist, und dann unterrühren. Im nächsten Schritt dann z. B. Karamell-Schokolade, den Espresso und die Eiswürfel in einem Mixer für eine Minute mischen und anschließend in ein Glas füllen. Darauf gibt man den Orangenschaum. Mit etwas Kakaopulver oder Schokoraspeln on top garnieren.

Herzhaftes und Süßes mit Kaffee

Kaffee eignet sich nicht nur für süße Speisen. Auch Herzhaftes lässt sich damit verfeinern.

Omelette mit Kaffee
Für dieses Rezept aus Brasilien benötigt man:

Für eine Portion
3 Eier
1 Espresso
1 Teelöffel Backpulver
Salz und Pfeffer nach Geschmack
Rosmarin nach Geschmack
100 g geriebenen Käse oder Mozzarella

Die Eier in eine Schale geben und gut schlagen. Anschließend den Espresso hinzufügen und kurz mischen. Dann Backpulver, Salz und Pfeffer dazugeben. Eine Pfanne gut mit Pflanzenfett oder Butter einfetten und die Mischung in die Pfanne geben, bei mittlerer Stufe ausbacken und wenden. Rosmarin und Käse daraufgeben und schmelzen lassen. Das Omelette einmal umschlagen und servieren.

Pasta Calabrese mit Kaffee

Kaffeepulver eignet sich nicht nur zum Aufbrühen, sondern auch für Rezepte der besonderen Art. Auch bei pikanten oder herzhaften Nudelgerichten kann durch Hinzufügen von etwas Kaffeepulver eine herbe Note erzielt werden. Ausprobieren lohnt sich.

Für 2 Portionen:
200 g Spaghettinudeln
4–5 Esslöffel Brotcroutons
40 ml Olivenöl
1 Esslöffel Kaffeepulver
100 g (scharfe) Calabrese
Eine halbe Tasse Hühnerbrühe
Einige zerhackte Minzblätter

Die Nudeln wie gewohnt kochen, aber sie müssen noch bissfest sein. In einer großen Pfanne parallel die Croutons in Olivenöl anrösten und dann das Kaffeepulver hinzugeben. Das Ganze unter geringer Hitze gut mischen und vorerst beiseitestellen. Die Calabrese ebenfalls in einer Pfanne bei geringer Hitze anbraten. Anschließend die Hühnerbrühe, Spaghetti und Minze hinzufügen und für einige Minuten bei mittlerer Hitze ziehen lassen. Zuletzt die Kaffee-Croutons unter die Spaghetti mischen und heiß servieren.

Risotto mit Kaffee

Reis lässt sich ebenfalls mit etwas Kaffee verfeinern. Dieses Risottorezept aus Basilien lässt sich also auch für andere Reisrezepte abwandeln.

Für 4 Portionen:
1 kleine Zwiebel
2 Esslöffel Sesamöl
1 Tasse Risottoreis
4 Tassen Wasser
Rosmarin von einem Zweig
1 aufgebrühter Espresso
Frisch gepresster Zitronensaft von einer halben Zitrone

Die klein gehackte Zwiebel mit dem Sesamöl in einem Topf anbraten und dann den Reis dazugeben. Den Reis ebenfalls gut umrühren und für eine Minute im Öl ziehen lassen. Anschließend mit Wasser übergießen und den Rosmarin in das Brühwasser geben. Ziehen lassen, bis der Reis bissfest ist. Anschließend den frisch gebrühten Espresso hinzufügen und danach den Zitronensaft. Das Risotto gut durchmischen und auf der ausgeschalteten Herdplatte noch für einige Minuten ziehen lassen.

Kaffee-Karotten-Brot
Den perfekten Morgen liefert dieses Brot:

50 g feine Haferflocken
150 g Weizenmehl
1 Esslöffel Kaffeepulver
2 Esslöffel brauner Zucker
2 Esslöffel Backpulver
30 g Nusssplitter nach Wahl (z. B. Walnuss)

2 Eier
80 g Joghurt
50 g Butter
1 zerkleinerte Karotte

Zuerst alle trockenen Zutaten in einer Schüssel gut vermischen: Hafer-flocken, Mehl, Kaffeepulver, Zucker und das Backpulver. Dann die Nüsse hinzufügen. In einem Mixer die Eier, Joghurt, Butter und Karotte zu einer flüssigen Masse verarbeiten und anschließend zu den trockenen Zutaten hinzufügen. Das Ganze gut miteinander vermischen und in eine längli-che Form geben. In einem vorgeheizten Ofen bei 180 °C für ca. 30 Minuten backen.

Kaffeemakronen
Eine elegante Verbindung zwischen Kaffee und Kokosnuss bietet folgendes Rezept:

Für 5 Stück
2 Eier
1 Esslöffel Instantkaffee
3 Esslöffel Zucker
1 Packung Kokosraspeln

Die Eier in eine Schale geben und gut schlagen. Den Instantkaffee hinzufü-gen und ebenfalls den Zucker und die Kokosraspeln. Das Ganze gut schla-gen und die Masse zu kleinen, leicht geplätteten Makronen formen, auf ein

Backblech mit Backpapier legen und im vorgeheizten Backofen bei 180 °C für 25 Minuten backen.

Kokos-Reiskuchen mit Kaffee

Dieser exotische Kuchen verbindet den Geschmack von Kaffee und Kokos in einer bissfesten Mischung. Dazu benötigt man:

1 Tasse Reis
1 Tasse Filterkaffee
1 halbe Tasse Milch
1 halbe Tasse Sonnenblumenöl
2 Eier
150 g Zucker
50 g Kokosraspeln
1 Esslöffel Backpulver

Den Reis mit dem Filterkaffe mischen und mindestens 12 Stunden ziehen lassen. Dann die Milch, das Öl, die Eier und den Zucker in einem Mixer vermischen. Den Reis hinzufügen und schlagen, bis eine flüssige Masse entsteht. Zuletzt die Kokosraspeln und das Backpulver mit einem Löffel untermischen. Die Masse in eine Form geben und in einem vorgeheizten Backofen bei 180 °C für 40 Minuten backen.

Mandel-Kaffee-Torteletts

Als Kaffeegebäck oder zum Nachmittagstee:

Für ca. 8 Stück:
200 g Mehl
100 g weiche Butter
60 g Zucker
Eine Prise Salz
2 Eigelbe

Für die Füllung:
Anderthalb Espressi
100 g Zucker
200 g fein gehackte Mandeln
4 Eigelbe

Zum Verzieren:
Sahne und zerhackte Pistazien

Mehl, Butter, Zucker, Salz und Eigelbe in eine Schüssel geben und einen Teig kneten. Backofen auf 200 °C vorheizen. Den Teig einen halben Zentimeter dick ausrollen und dann eingefettete Förmchen damit auskleiden. Es eignet sich zum Beispiel eine Muffinform. Den Teig für 10 Minuten bei 200 °C backen. Die Form umstürzen, die Törtchen beiseitelegen und die Füllung wie folgt vorbereiten: Espresso in einen Topf gießen, den Zucker hinzufügen und dann erhitzen, sodass sich der Zucker vollständig auflöst. Die Mandeln und Eigelbe hineinrühren und die cremige Masse dann in die Törtchen geben. Diese dann noch mal für 10 Minuten bei 200 °C backen. Zum Schluss wird jedes Törtchen mit Sahne verziert und mit Pistazien bestreut.

Mille foglie mit Espresso-Creme

Diese italienische Spezialität ist recht einfach zuzubereiten, macht aber einges her.

Für 6 Stück:

6 Platten gefrorener Blätterteig

2 Eigelbe

100 g Zucker

40 g Mehl

40 ml Espresso

260 ml Milch

200 g Butter

4 Esslöffel Puderzucker

1 Esslöffel Weinbrand oder Cognac

Ein Backblech einfetten und die Blätterteigplatten darauflegen und 10 Minuten ruhen lassen. Dann den Blätterteig für 15 Minuten im vorgeheizten Backofen bei 200 °C backen. Die Eigelbe und den Zucker gut schlagen und das Mehl und den Espresso einrühren. Die Mischung in einen Topf geben und bei niedriger Hitze die Milch einrühren, bis sich eine cremige Konsistenz ergibt. Dann den Topf von der Platte nehmen und weiterrühren. In einer Schüssel die Butter und den Puderzucker schaumig schlagen und die bereits abgekühlte Creme unterrühren. Den Weinbrand hinzugeben und die Blätterteige in obere und untere Hälfte teilen. Die untere Hälfte mit der Creme bedecken und die obere Hälfte wieder auflegen. Vor dem Servieren mit Puderzucker bestäuben.

Espresso-Zabaione mit Vanilleeis

Für heiße Tage und wann immer es sonst schmeckt.

Für 4 Portionen:
4 frische Eigelbe
100 g Zucker
150 ml Espresso
40 ml Amaretto
4 Kugeln Vanilleeis
Schokoraspeln

Die Eigelbe und den Zucker im warmen Wasserbad gut aufschlagen und cremig rühren, dann den abgekühlten Espresso und den Amaretto hinzugeben. Mit einem Handquirl das Ganze etwa 3–4 Minuten kräftig aufschlagen, bis eine cremige Konsistenz entsteht. Die Eiskugeln jeweils in ein Cocktailglas geben, die Zabaione darübergießen und mit den Schokoraspeln bestreuen.

Mousse au Café

Dieses Rezept kombiniert Knuspriges mit Cremigem.

Für 4 Portionen:
4 Spekulatiuskekse
2 Esslöffel Instantkaffee
300 g Frischkäse (60 % Fett i. Tr.)
4 Eiweiße

Eine Prise Salz
2 zerhackte Spekulatiuskekse

Die 4 Spekulatiuskekse in einem Mixer sehr fein hacken. Anschließend den Spekulatiusstaub und den Instantkaffee samt dem Frischkäse mit dem Mixer gut vermischen, bis kein Kaffeegranulat mehr sichtbar ist. Die Eiweiße mit der Prise Salz zu Eierschaum schlagen und unter den Frischkäse heben. Die fertige Mousse in kleine Gläser verteilen und für 4 Stunden in den Kühlschrank stellen. Zum Servieren mit zerhacktem Spekulatius bestreuen.

Schoko-Café-Creme mit Whiskey
Eine schmackhafte Mischung aus Kaffee und feinem Whiskey.

Für 6 Portionen:
500 ml Milch
60 g Butter
6 Esslöffel Speisestärke
6 Esslöffel Rohrzucker
Mark einer Vanilleschote
1 unbehandelte Orange raspeln
Eine Prise Salz
60 ml Kaffee
2 Esslöffel Kakaopulver
80 ml Whiskey
250 ml Sahne
50 g dunkle Schokolade

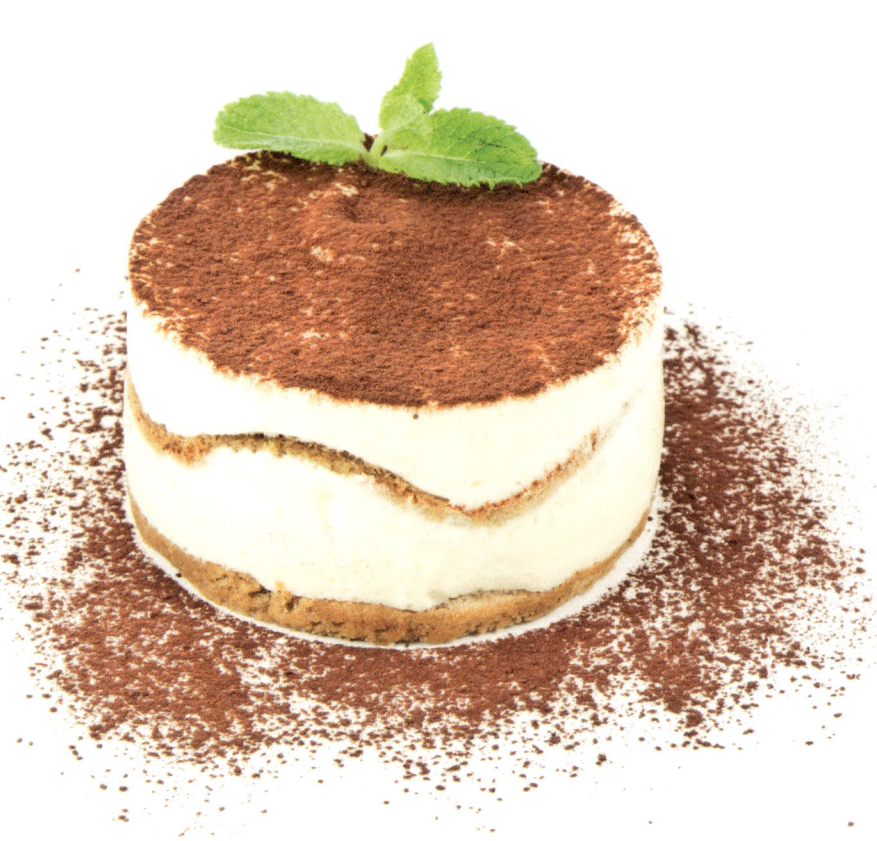

400 ml der Milch mit der Butter aufkochen. Die Speisestärke, Zucker, Vanillemark, Orangenschalenraspeln und Salz mit der verbliebenen Milch vermischen und anschließend in die kochende Milch einrühren und unter weiterem Rühren nochmals aufkochen lassen. Nun den Kaffee, Kakaopulver und Whiskey unterrühren. Die puddingartige Mischung vom Herd nehmen und gelegentlich umrühren, damit sich keine Haut bildet. Die Sahne steif schlagen und unter den Pudding heben, sodass sich eine Creme ergibt. Zum Schluss in kleine Portionsgläser geben und mit Schokoraspeln bestreuen.

Tiramisu mal anders

An dieser Stelle mal eine andere Variante des Tiramisu, die sich einmal auszuprobieren lohnt.

Für 4 Portionen:
1 Tasse Amarettini oder Löffelbiskuit
20 ml Amaretto
1 halbe Tasse feste Schlagsahne
2 Esslöffel Instantkaffee
5 Esslöffel Zucker
300 ml Milch
3 Esslöffel Kakaopulver
3 Eiswürfel
3 Esslöffel geraspelte Schokolade

20 Eine leckere Kalorienbombe: Tiramisu schmeckt nicht nur klassisch sondern auch in Variationen.

Die Amarettini oder den Löffelbiskuit zerkleinern und die Hälfte beiseitestellen. Die andere Hälfte auf 4 Gläser verteilen und gleichmäßig mit Amaretto
beträufeln. In einer Schüssel die Schlagsahne mit Kaffee und Zucker vermischen. Nun wird die Milch in einem Mixer mit dem Kakao und den Eiswürfeln für eine Minute gründlich geschlagen. Die Schlagsahnemischung
auf die 4 Gläser verteilen und darüber die Milch geben. Obendrauf streut
man dann die restlichen Amarettini- oder Löffelbiskuitstückchen sowie die
geraspelte Schokolade.

Kaffeesatz – Kurioses über Kaffee

Zum Ende dieses Buches sollen noch ein paar, nennen wir es alternative Zubereitungen erwähnt werden. Alternativ deshalb, weil es entweder sehr aufwendig ist, die Kaffeebohnen zu bekommen, oder auch, weil es nicht die Kaffeebohne ist, die verwendet wird, sondern ein anderer Bestandteil.

Ferne Länder und fremde Kulturen lassen sich immer etwas Besonderes einfallen, wie wir schon bei den »normalen« Kaffeezubereitungen festgestellt haben. Doch es geht noch besser.

In Indonesien werden Kaffeebohnen auch schon mal »vorverdaut«, um eine besondere Geschmacksnote zu erzielen. Dazu werden die Kaffeekirschen an eine bestimmte Schleichkatzenart verfüttert, die die Bohnen selbst allerdings nicht in ihrem Verdauungstrakt zersetzen kann, sondern diese wieder ausscheidet. Dennoch sind die Bohnen den Verdauungssäften der Katze ausgesetzt und es entstehen Reaktionsprodukte, wodurch sich der spezifische Geschmack des sogenannten »Kopi Luwak« ergibt. Der so produzierte Kaffee, im Schnitt bei circa 1000 Euro pro Kilo gehandelt, soll eine schokoladige Note entfalten. Manche bezeichnen sie aber auch als »muffig«.

Aus diesem Beispiel wurde scheinbar auch die Idee geboren, Gleiches mit Elefanten zu tun. Diese bekommen allerdings die Kaffeebohnen eines speziellen thailändischen Hochlandkaffees ins Futter gemischt. Sofern die Bohnen unbeschadet wieder ausgeschieden werden, fängt die Suche nach dem wertvollen Produkt im Mist an. Ist aber erst mal ein Kilo des schwarzen Goldes gefunden, lässt sich auch dieses unter dem Namen »Black Ivory« zu einem Kilopreis von etwas unter 1000 Euro vermarkten.

Vergleichsweise unspektakulär kommt da die ebenfalls nicht ganz billige Sorte »Blue Mountain« daher. Die Kaffeebohnen der Varietät Arabica werden im gleichnamigen jamaikanischen Hochland angebaut und dort von Hand geerntet. Auch die Weiterverarbeitung ist Handarbeit. Die dort vorherrschenden Bedingungen erfordern eine sehr langsame Reifung der Bohnen. Dadurch soll sich sein charakteristisches Aroma entfalten, das als leicht nussig beschrieben wird. Das Kilo kostet deutlich über 100 Euro.

Dies trifft auch auf den Kaffee zu, der von einer anderen bekannten Insel stammt, der sogenannte »Kona«. Die Arabica-Pflanzen werden dort auf Vulkanboden an Hängen kultiviert. Auch dieser Kaffee wird von Hand geerntet und verarbeitet. Durch die Reifezeit unter den speziellen Witterungsbedingungen vor Ort soll sich auch bei diesem Kaffee ein nussiges Aroma wiederfinden. Diesen Kaffee findet man häufig auch in Verschnitt mit günstigeren Sorten.

Die letzte Variante, die vergleichsweise günstig ist und zunehmend auch in Europa an Bekanntheit gewinnt, ist das Kaffeeschalengetränk »Cascara«. In den Anbauländern fing man schon relativ früh damit an, das von der Auslese übrig bleibende Fruchtfleisch (botanisch gesehen die Schale des Kerns bzw. der Bohne) der Kaffeekirsche zu trocknen und für einen Aufguss zu verwenden. Dazu werden mehrere Teelöffel getrocknete Schalen wie beim Kaffeeaufguss mit 95 Grad heißem Wasser übergossen. Das Ganze kann dann als warmes oder auch kaltes Getränk genossen werden und natürlich nach Belieben mit Zugabe von Säften, Kräutern und Gewürzen verfeinert werden. Der Koffeingehalt ist übrigens deutlich höher als bei Bohnenkaffee!

Anhang

Literatur

- Annual Report. International Coffee Organization. 2014
- Coffee – Emerging Health Effects and Diesease Prevention. Herausgeber: Yi-Fang Chu. IFT Press. Wiley-Blackwell. 2012
- Das Gourmet-Handbuch. Könemann Verlagsgesellschaft mbH, Köln. 2000
- Die Müllmacher. Artikel in Ökotest 10/2013. S. 30 ff
- Ernährung im Top-Sport. Alexandra Schek. Umschau Zeitschriftenverlag. S. 95 f
- Kaffee in Zahlen 2012. Herausgeber Tchibo. 2013
- Kaffee in Zahlen 2013. Herausgeber Tchibo. 2014
- Lebensmitteltechnologie: Biotechnologische, chemische, mechanische und thermische Verfahren der Lebensmittelverarbeitung. Rudolf Heiss (Herausgeber). Springer; Auflage: 6. Aufl. 2004 (6. August 2003). S. 441 ff
- Riskanter Koffein-Kick. Artikel in test 9/2013. S. 26 f
- Smoothies, Shakes und Powerdrinks. Stiftung Warentest, Berlin. 2012
- Verordnung über Kaffee, Kaffee- und Zichorien-Extrakte von 2001

Über den Autor

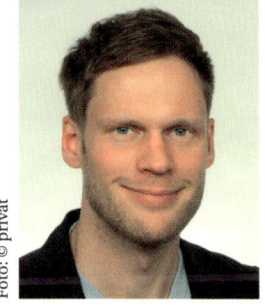

Foto: © privat

Dr. Malte Rubach ist Projektleiter im bayerischen Kompetenzzentrum für Ernährung. Nach einem Studium der Ernährungswissenschaften und mehreren Forschungsaufenthalten in den USA befasst er sich seit Jahren mit Themen rund um Ernährung, Lebensmittel und Gesundheit. Zu Kaffee und seinen Auswirkungen hat er promoviert. Er lebt in München.

Bildnachweis

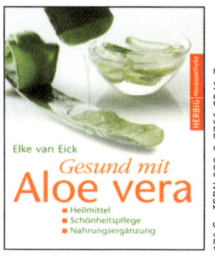

Elke van Eick
Gesund mit
Aloe vera
- Heilmittel
- Schönheitspflege
- Nahrungsergänzung

176 S., ISBN 978-3-7766-2541-7

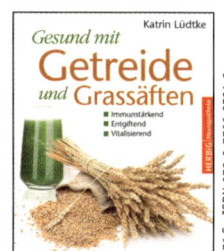

Katrin Lüdtke
Gesund mit
Getreide
und Grassäften
- Immunstärkend
- Entgiftend
- Vitalisierend

176 S., ISBN 978-3-7766-2731-2

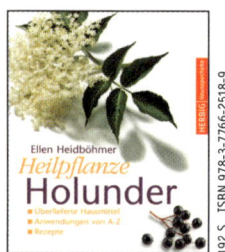

Ellen Heidböhmer
Heilpflanze
Holunder
- Überlieferte Hausmittel
- Anwendungen von A-Z
- Rezepte

192 S., ISBN 978-3-7766-2518-9

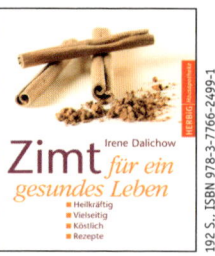

Irene Dalichow
Zimt *für ein*
gesundes Leben
- Heilkräftig
- Vielseitig
- Köstlich
- Rezepte

192 S., ISBN 978-3-7766-2499-1

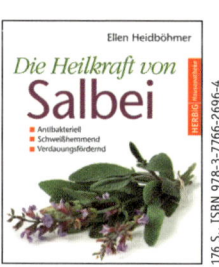

Ellen Heidböhmer
Die Heilkraft von
Salbei
- Antibakteriell
- Schweißhemmend
- Verdauungsfördernd

176 S., ISBN 978-3-7766-2696-4

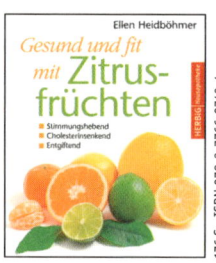

Ellen Heidböhmer
Gesund und fit
mit ## Zitrus-
früchten
- Stimmungshebend
- Cholesterinsenkend
- Entgiftend

176 S., ISBN 978-3-7766-2740-4

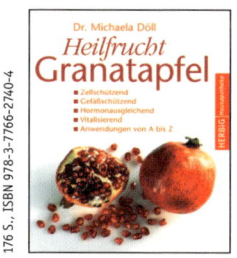

Dr. Michaela Döll
Heilfrucht
Granatapfel
- Zellschützend
- Gefäßschützend
- Hormonausgleichend
- Vitalisierend
- Anwendungen von A bis Z

176 S., ISBN 978-3-7766-2548-6

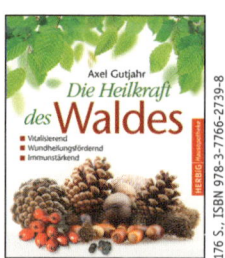

Axel Gutjahr
Die Heilkraft
des Waldes
- Vitalisierend
- Wundheilungsfördernd
- Immunstärkend

176 S., ISBN 978-3-7766-2739-8

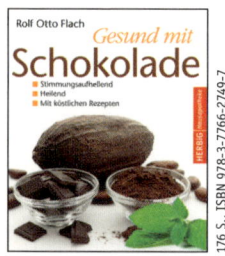

Rolf Otto Flach
Gesund mit
Schokolade
- Stimmungsaufhellend
- Heilend
- Mit köstlichen Rezepten

176 S., ISBN 978-3-7766-2749-7

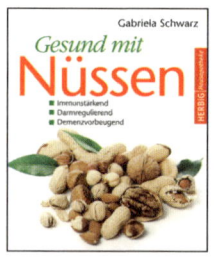

Gabriela Schwarz
Gesund mit
Nüssen
- Immunstärkend
- Darmregulierend
- Demenzvorbeugend

176 S., ISBN 978-3-7766-2701-5

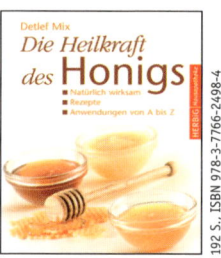

Detlef Mix
Die Heilkraft
des Honigs
- Natürlich wirksam
- Rezepte
- Anwendungen von A bis Z

192 S., ISBN 978-3-7766-2498-4

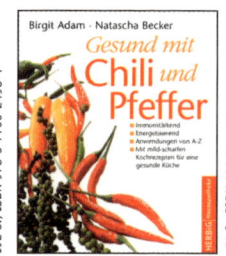

Birgit Adam · Natascha Becker
Gesund mit
Chili *und*
Pfeffer
- Immunstärkend
- Energiesteigernd
- Anwendungen von A-Z
- Mit mild-scharfen Kochrezepten für eine gesunde Küche

176 S., ISBN 978-3-7766-2622-3

Kompetente Hilfe aus der sanften Medizin

Informationen zu allen Herbig Hausapotheke-Ratgebern unter www.herbig-verlag.de

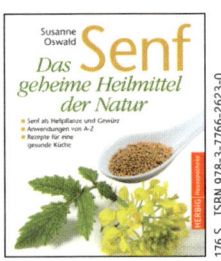
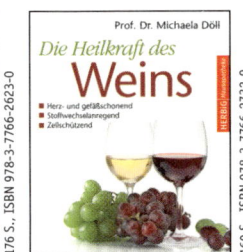
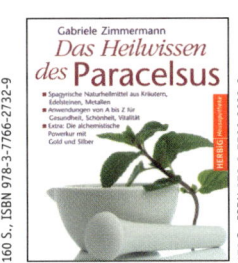
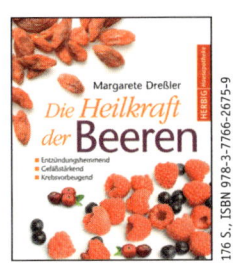
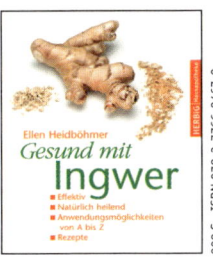
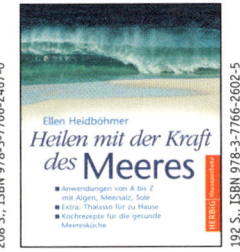
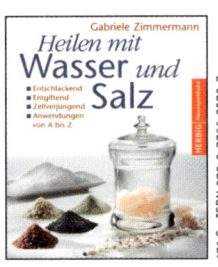
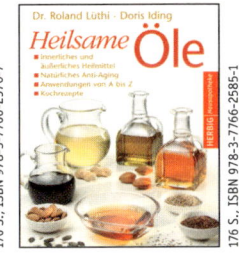
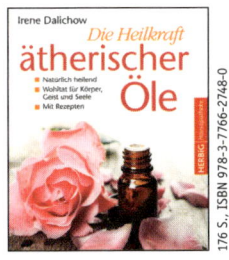
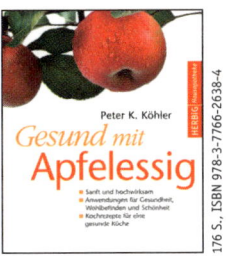
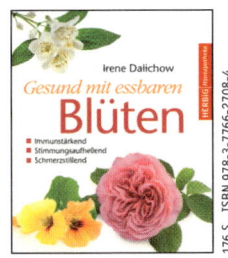